用完午餐後，
你是否感到「想睡」、「倦怠」呢？
試試看這種飲食方式吧！

三角飯糰1個

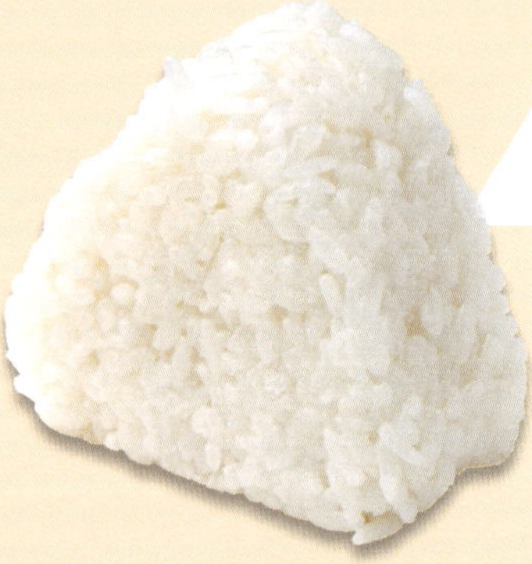

不如改吃

有兩塊肉的超大分量漢堡

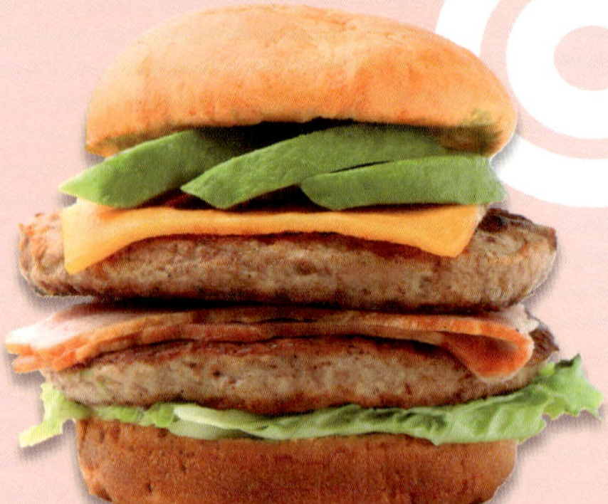

山藥泥蕎麥麵1碗

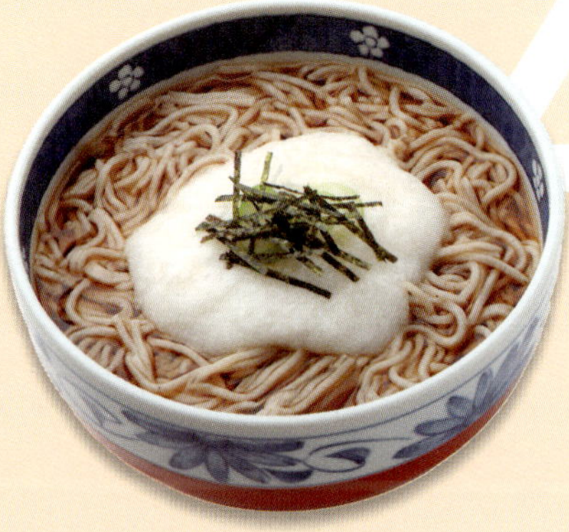

不如改吃

大分量拉麵1碗

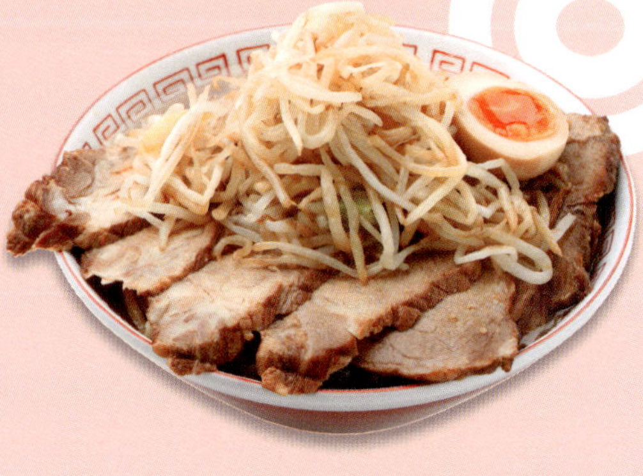

即食雞胸肉1塊

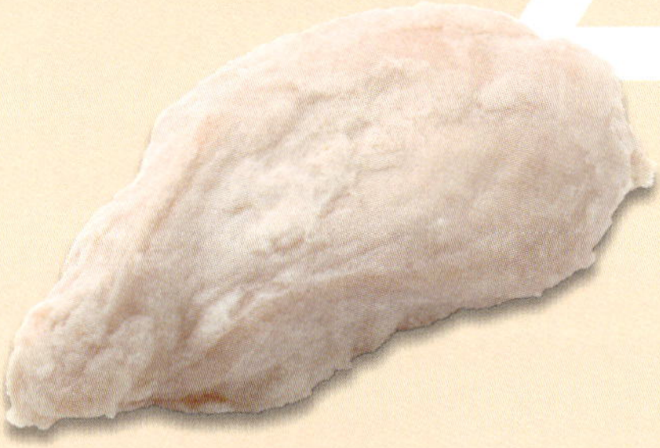

不如改吃

炸雞配美乃滋

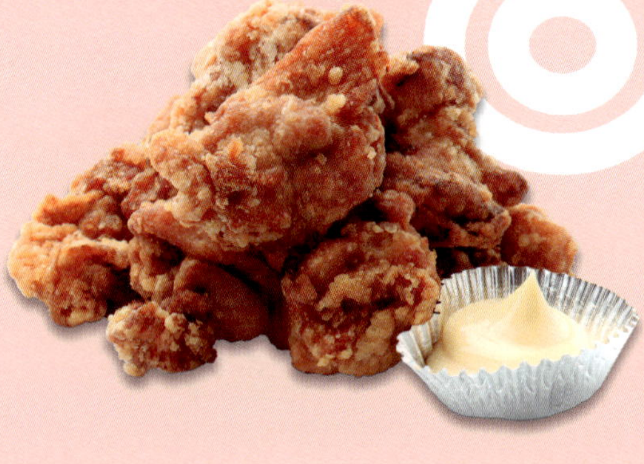

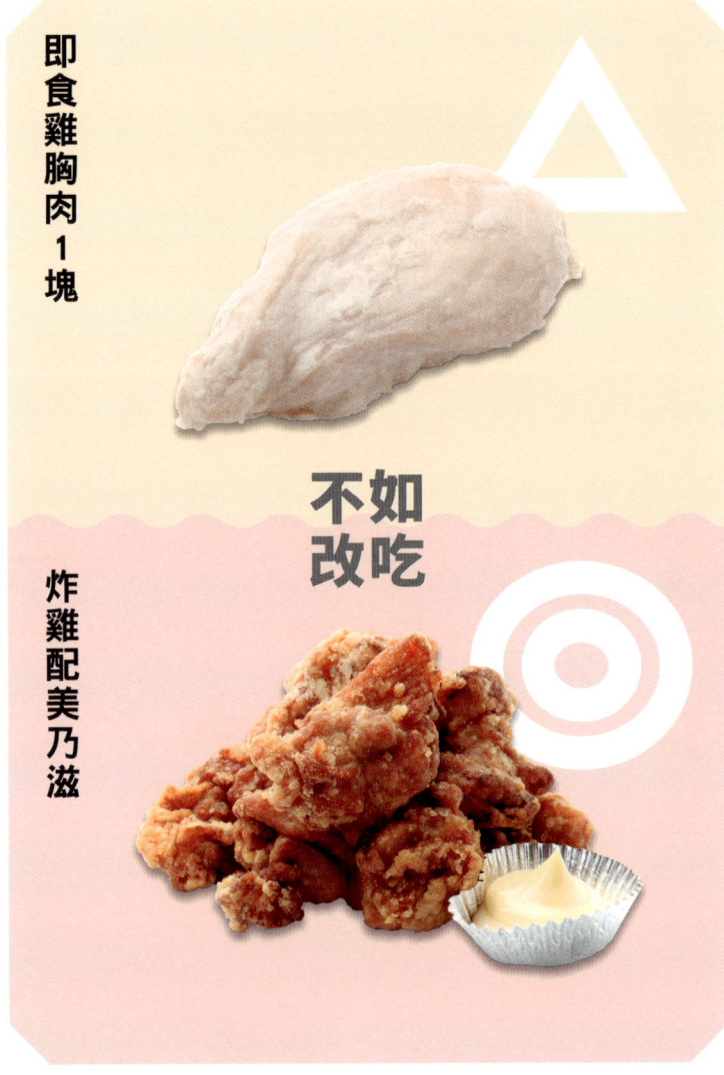

真的有這麼好的事嗎？
如果你感到懷疑，
一定要閱讀這本書。

控醣

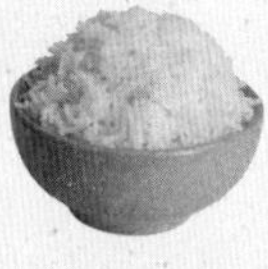

糖質疲労

真正改善疾病的飲食法，血糖不失控，還能瘦8公斤！

山田悟——著　林慧雯——譯

本書內容說明

❶ 本書中雖然大多以日本現況為主，但因東亞黃種人體質及生活環境類似，發生在日本的情況，台灣也會出現，因此仍有參考價值，部分調查則會以編按補充說明台灣情形，方便讀者了解。

❷ 本書第四章提及，日本有部分藥局可提供測血糖服務，但因台灣沒有此服務，建議若需要驗血糖，除了使用血糖儀外，也可至醫院或診所抽血檢驗血糖及糖化血色素。

❸ 由於血糖異常初期幾乎沒有症狀，因此建議除了糖尿病、高血壓、體重超標及妊娠糖尿病患者，超過四十五歲以上的成年人，就算沒有糖尿病，也應定期驗血糖，做好健康管理。

Introduction

影響表現及未來健康，甚至造成威脅的「醣類疲勞」

揮之不去的睡意，也許就是「醣類疲勞」

午餐後的「睡意」及「倦怠感」，可能是吃太多醣了！

大家應該是第一次聽到「醣類疲勞」這個名詞吧？這是在現代社會中默默發生的症狀，我也是在與運動員及商務人士聊天時，才察覺到這個概念。因此大家從未聽說過也是理所當然。

雖然我已經出過好幾本書，但這卻是第一本探討關於「醣類疲勞」的書。

「醣類疲勞」究竟是什麼呢？其實人人都有上述問題，卻幾乎沒有人認為這和自己有關。

「午餐後應該每個人都會很想睡吧？」、「只是最近比較忙，睡眠不足的關係」，大家是否都不太在意這件事，就這樣日復一日生活呢？

不過，如果在用餐後會有段時間特別想睡、感到倦怠不已；又或者是明明吃得很飽卻很快又餓了，無法維持專注力，感到煩躁易怒，或是頸部後方變得沉重不已——這些症狀都很可能是由「醣類疲勞」所引起。

由於有非常多人都告訴我，吃完午餐後會出現上述症狀，導致下午的工作效率大幅降低，為了讓大家更容易理解這個問題，我將引起上述症狀的原因統稱為「醣類疲勞」。

此外，我也希望大家閱讀完這本書後，可以了解到這份疲勞感不只是會影響當下的表現而已，還會引起許多健康方面的問題。我也想告訴大家，其實只要擁有一些知識、稍微花心思，就可以改善這些問題。

另一方面，應該也有些人雖然沒有實際受到「醣類疲勞」的影響，但依然擔憂吧！現在只要測量血糖，就可以確認自己是否有「醣類疲勞」，請大家不必太過擔心。本書也會教大家確認的方法。

用餐後血糖飆高、血糖值不穩定，都是警訊

大家知道「用餐後高血糖」與「血糖震盪」這兩個名詞嗎？「用餐後高血糖」正如大家所見，是用餐後血糖值飆高（正常為一四〇 mg/dl 以下）的意思。一般在健康檢查時測量的「空腹血糖」（正常為一一〇 mg/dl 以下），與用餐後血糖的判斷標準並不相同。

雖然每個人在用餐後血糖必定都會上升，但若上升幅度過大，就屬於「用餐後高血糖」。

雖然在健康檢查時，血糖值超過一一〇 mg/dl 的「空腹高血糖」才會被認定為血糖異常，不過有報告指出，**一個人在空腹血糖值出現異常的十年前，**

就會開始有用餐後高血糖的情形。

不僅如此，用餐後高血糖還會受到之後分泌的胰島素影響，就像是急踩煞車一樣，使得血糖值持續急速下降。血糖急遽上升後又急速下降的情況，稱之為「血糖震盪」。「用餐後高血糖」正是導致血糖忽高忽低（也就是所謂的「血糖震盪」）的元兇。

希望大家了解，這些和醣類疲勞相關的症狀，正是由於「用餐後高血糖」及「血糖震盪」所造成。

用餐後的睡意與疲憊感，當然也可能與睡眠不足、過勞等身體基本情況有關，又或者是受到睡眠呼吸中止症等其他疾病的影響。因此，用餐後若感覺身體狀況不佳，並不能完全歸咎於「醣類疲勞」。只有因為「用餐後高血糖」與「血糖震盪」所引起的身體狀況不佳，才是我所謂的「醣類疲勞」。

通常在健康檢查時只會確認空腹血糖，因此如果是一般健康的人，並不會有機會知道關於自己「用餐後高血糖」與「血糖震盪」的情況。

不過，這些現象卻會對今日的表現與明日的健康造成相當大的威脅。

不僅如此，更令我訝異的是，即使是平常有做許多運動、甚至是專業運動員們，也有許多人受到「用餐後高血糖」與「血糖震盪」的影響。即便平常都有遵循健康法則、健康習慣與鍛鍊方式，也可能會前功盡棄，甚至還可能因為這些習慣而引起「用餐後高血糖」與「血糖震盪」。

距離「生病」也許「只剩不到十年」!?

正如前頁所述，在發生空腹高血糖的十年前，就會開始出現用餐後高血糖的情形。由於醣類疲勞是用餐後高血糖及其後血糖值急轉直下的自覺症狀（血糖震盪），所以早在健康檢查被指出異常的十年前，就已經開始產生這些症狀了。

雖然此階段還稱不上是疾病，不需要立刻服用藥物治療，但若是置之不理，總有一天會像是推倒骨牌一樣，引起糖尿病、肥胖、高血壓、高血脂症等一連串的疾病。

從醣類疲勞開始的惡性循環，會從某個時間點變成「不可逆的傷害」。因為身體的細胞與器官會記住「代謝記憶」，變得再也無法治癒。不過，如果是還在醣類疲勞的階段，則是「可逆」的狀態。

如果你覺得自己「三十幾歲（或四十幾歲）時下午的精神依然不錯，但到了四十幾歲（或五十幾歲）後，一過中午就會感到強烈的睡意」，請務必確認自己是否就是醣類疲勞，如果的確是，就必須改善生活方式。

從用餐後高血糖到檢查出空腹高血糖，會花上十年的時間。不過，如果已經是醣類疲勞，其實骨牌從源頭就開始傾倒了，絕對沒有十年的時間可以慢慢躊躇。只要一察覺到風險的存在，就必須及早著手解決。請大家一定要明白解決問題的必要性。

減醣飲食，有效改善症狀

要解決醣類疲勞，我的方法非常簡單。那就是「改變飲食方式」。

只要從下一餐開始改變「飲食方式」，應該就能在用餐後立刻感受到不同。就算是比較慢有反應者，只要過一個月，就能從體重與腰圍的變化察覺到效果。而且，無論自己有沒有察覺到改善，只要改變飲食方式，就一定能在當下就阻止骨牌傾倒。

要改成我提倡的飲食方式並不困難。舉例來說，以往的健康飲食總強調「限制熱量」、「吃八分飽」，其實這樣的方式並不容易長期實踐。就連我自己也曾挑戰限制熱量、吃八分飽，結果又復胖的經驗。只要一提到對健康有益的飲食方式，也許大家都會覺得很難長期維持吧！

不過，我提倡的「控制醣類攝取量」、「改用蛋白質和脂質來吃到飽」、

「意識到飲食的順序」等，這些飲食方式不僅簡單，而且在飲食上也能獲得飽足感，並不會讓人感到勉強為難。

這樣的飲食方式我稱之為「減醣飲食」。在第二、三章之中，我將會從減醣飲食的科學根據開始，為各位詳細介紹減醣飲食的實踐法。

依據科學基礎，由最新醫學推導出的「飲食方式」

減醣飲食是一種美味又愉快的飲食方式，簡直會讓人不禁直呼：「這世上真的有這麼好的事嗎？」包括：

- 可以吃許多美食，直到吃飽為止，不會讓人感受到壓力
- 自然恢復成接近二十歲時的體重與身形

- 善用便利商店及超市食材，就能輕鬆持續
- 對全家人都有好處

我之後會一一詳細說明這些優點，不過在說明之前，我希望大家思考一件事，那就是在判斷那些口耳相傳的健康飲食法時，大家是否有依照科學根據做判斷呢？

本書是依據醫學新知、也就是以「科學根據」為基礎所寫成。在此我希望大家能了解，**就算都可說是科學根據，個別臨床研究的可信度**（**有多強的因果關係**）**還是有等級之分**。

最高等級的科學根據是「隨機對照試驗」，接下來依序是「世代研究」（觀察研究）、「非隨機對照試驗與病例對照研究」、「病例報告」等。

再低一點的等級還有動物實驗、細胞分子實驗研究等，醫學上並不允許用這些研究來做出臨床判斷（例如：判斷人類該如何飲食），希望大家可以了

解這一點。同樣地，以人為對象所做出的臨床研究是否可以作為判斷的基礎，也有等級之分。

在這裡我就不解釋得太深入了，不過我希望大家可以明白，網路上的資訊包含了許多科學根據等級相當低（低於世代研究等級的研究由於無法驗證因果關係，科學根據等級可說是相當低）的訊息。唯有隨機對照試驗不會受到偏見與干擾因素等影響，可以直接確認因果關係。

本書基本上都採用有隨機對照試驗的資訊，以隨機對照試驗為基礎寫成。如果不是以隨機對照試驗為基礎的部分，我也會標示出何者為觀察研究、何者為動物實驗等。即使都一樣是我所提供的訊息，也希望大家在閱讀時可以仔細區分訊息的可信度。

有時候我也會看到有些醫療相關人員，在沒有確切理解科學根據前提的情況下，就隨意發布訊息。請大家依照本書的方式，在接收訊息時用自己的雙眼來做出判斷。

像這樣能判斷資訊可信度的能力，我們稱之為識讀能力。我由衷盼望大家可以提升自己對醫學資訊的識讀能力，不要被沒用的資訊要得團團轉。希望大家提升識讀能力、了解關於「醣類疲勞」的相關知識，就是本書的兩大目的。

請大家在消除醣類疲勞、打造輕盈身心、盡情享受當下人生的同時，也預備好未來健康的基石。

什麼是「醣類疲勞」？

因用餐後高血糖及血糖震盪而導致下列症狀：

① 察覺自己用餐後出現想睡、倦怠、明明吃了很多卻很快就餓了、無法專注、煩躁易怒的狀態。

② 自己沒有察覺，但周遭旁人已察覺到你出現上述狀態。

③ 測量「用餐後血糖」時，數值超過一四〇 mg/dl。

控醣／目次

Introduction

影響表現及未來健康，甚至造成威脅的「醣類疲勞」

揮之不去的睡意，也許就是「醣類疲勞」

Chapter 1

你以為的健康習慣，才是疲勞的主因

Chapter 2

不是只有「好累」而已，藏在「醣」中的真相

為什麼現代人越來越容易累？

忽視醣類疲勞，會引發一連串的疾病

Chapter 3

任何人都能嘗試，不用戒美食的減醣飲食法

「不必禁吃」速食及甜食的飲食法

無論男女老幼都適合的「減醣」生活！

Chapter 4

你累了嗎？一起來檢測是否吃太多醣吧！

Chapter 1

你以為的健康習慣，才是疲勞的主因

早餐喝果昔、吃水果，真的健康嗎？

趁現在調整習慣吧！

二〇二三年五月，世界衛生組織（WHO）正式宣布新冠肺炎（COVID-19）「作為國際關注的突發公共衛生事件已經結束」。儘管重症化的人數減少，但遺憾的是還是有很多人罹患新冠肺炎，不過拜此之賜，這幾年也有越來越多人因為新冠肺炎而重新了解到健康的重要性。

平時有在服用免疫抑制劑的患者以及糖尿病患，是新冠肺炎重症化風險較高的族群。我身為糖尿病專科醫師，平時也有很多人會問我：「為什麼高血糖是重症化的危險因子？」

雖然目前正確的機制仍尚未完全明朗，不過大家都知道**高血糖會使免疫力下降**。我在此稍微解釋這部分的機制。有研究報告指出，高血糖會使免疫檢查點阻斷增加（就像是身體中確認免疫力是否發揮攻擊的檢查點一樣，由本庶佑博士發現並榮獲諾貝爾醫學獎），令免疫反應停止發揮作用。

平時已自覺有醣類疲勞者，一定要趁這個機會重新思考何謂健康的生活型態，了解血糖波動的可怕。

現在就請大家確認，自己是否正實行本章介紹的不良生活型態，引發用餐後高血糖（這正是我說的醣類疲勞），導致免疫力逐漸下滑吧！

「早餐吃水果」是絕對不可行的飲食方式

過去曾流行過一個說法：「早餐的蘋果是黃金。」或許有很多人都習慣在早餐攝取水果，或是享用添加水果的果昔、色澤鮮豔的新鮮現榨果汁等。應該有不少人都為了健康而養成了早餐吃水果的習慣吧？

不過，站在用餐後高血糖、預防血糖震盪的觀點來看，我並不建議大家在早餐享用水果。

水果能使人攝取到維生素及膳食纖維，的確是非常好的食材，但這些營養素同樣也能在蔬菜當中充分攝取。水果最大的問題在於果糖等醣分含量非常豐富。我們經常在市面上看到代表水果美味程度的「醣度○％」標示，正代表著該項水果一百克當中含有○克的醣分。

水果中豐富的果糖，吸收至人體後會轉變為三酸甘油酯，容易引起肥胖與脂肪肝[1]的問題，還有研究報告指出，三酸甘油酯會使原本能降低血糖值的荷爾蒙——胰島素功效減弱[2]。長遠來看，大量攝取含有高濃度果糖的水果，罹患脂肪肝、高血脂症、糖尿病的風險會增加。

加州大學教授 Lustig 博士指出，果糖進入人體後，只有肝臟能處理。其中十%到二十%的果糖會轉變為葡萄糖，剩下的八十%到九十%會直接以果糖的形式被肝臟處理，若是無法完全被身體利用，就會轉變為三酸甘油酯，釋放至血液之中（高血脂症）、或直接附著於肝臟（脂肪肝）。最後（僅需幾個月的時間），肝臟釋放的葡萄糖就會增加，血糖值也會惡化。

不過，由於用餐後的測量血糖，測的並不是果糖，而是血液中的葡萄糖濃度，因此並不會直接看到血糖值劇烈上升（只能看出先前攝取果糖的十%到二十%而已）。因此，含有大量果糖的水果都被統稱為「不易使血糖值上升的食物」（低 GI 食物，之後會再詳細說明）。

但這只是短期現象而已，攝取過多水果不只會造成高血脂症與脂肪肝，也會造成高血糖。早餐吃水果絕對稱不上是對健康有益的好習慣。長久以來大眾對於水果＝健康的印象，應該是源自於以往維生素B1攝取不足會導致腳氣病的緣故。到了現代要是再過量攝取，水果絕對稱不上是「黃金」，反而還會變成「禁忌」。

不僅如此，**更有研究報告指出，果糖比葡萄糖更容易與蛋白質結合，引起糖化反應（請參考頁六五），而且比起葡萄糖與澱粉等其他醣類，可能更容易引起心臟病等健康問題**。

時至今日，罹患非酒精性脂肪肝的患者日益增加，而且不僅限於中高年齡層，就連年輕女性也大有人在。我認為導致此現象的主要原因就在於果糖。在電視上常會看到大家在蛋糕吃到飽的店家內，大口享用蛋糕，同時盤子上也堆了跟山一樣高的水果，事實上水果的果糖跟蛋糕一樣危險。

另一方面，受到身體生理節律的影響，早上本來就是「血糖容易急遽上升」的時段。以前也曾流行過「早起一顆糖」的習慣，但在血糖容易急速上升的早晨吃甜食，可說是雪上加霜的行為。為了預防血糖急速上升，希望大家在早餐的選擇上一定要意識到「比午晚餐更少醣類、並充分（大量）攝取蛋白質及脂質」。

儘管如此，**也沒有必要完全禁吃水果**。在序言中我曾提到減醣飲食，在後面的篇章中也會繼續詳細說明，這種飲食方式建議的點心醣分攝取量為一天十克，例如蘋果大約是四分之一顆、草莓六顆、蜜柑一顆左右。

「早餐吃什麼都可以」是錯誤觀念

前文提到早晨是血糖最容易上升的時刻，而有些人甚至在什麼都沒吃的狀態下，血糖就會自行上升，這種情況稱為「黎明現象」（Dawn Phenomenon）[5]。雖然有些人會認為「早上無論吃什麼都不會變胖」、「既然要吃醣，就在早上吃」、「在早餐使血糖上升才能喚醒身體」，不過這樣的飲食方式卻會大幅提高用餐後高血糖的風險。

有時候在社群網站上會看到，有人將「玉米穀片＋低脂牛乳＋蜂蜜」當作健康又時髦的早餐選項。

一般而言，光是玉米穀片就含有大量的醣分（澱粉），要是再加入水果乾，更含有大量的果糖。而牛奶更是難得可以與蛋白質一起攝取到脂質的大好良機，卻選擇無法攝取到脂質的低脂牛奶，甚至又加入含有大量果糖的蜂蜜，讓整道餐點的含醣量變得更高。

站在預防用餐後高血糖、**血糖震盪的觀點來看**，**最好的早餐應該是**「**少醣**，**並充分**（**大量**）**攝取蛋白質與脂質**」**才對**，但上述的早餐卻完全背道而馳。若是長期食用，不僅容易變胖，更會增加醣類疲勞與血糖異常的風險。

我與家人平時都親身實踐減醣飲食，刻意將一餐的含醣量控制在二十克以上、四十克以下，考慮到黎明現象，我與妻子的早餐都將含醣量控制在最多二十克以內。

與此同時，我會大量攝取蛋白質與脂質。因為只要在早餐時攝取到充分的蛋白質與脂質，在吃完早餐後的一整天內，血糖都不易上升，還能增加身體消耗的熱量[6]。

我自己也曾是感受到醣類疲勞的一員。每當用完午餐後，下午看診時總會有強烈的睡意襲來，每天都無法維持長時間的專注。但自從我實踐減醣飲食後，就再也不曾面臨這樣的困擾了。

順帶一提，我在假日時的早餐菜單如下：

- 含有大量起司的歐姆蛋（一人份使用「三顆蛋」）
- 鮪魚沙拉（淋上大量橄欖油）
- 麥麩麵包（塗上大量奶油）
- 無糖的高脂優格（淋上人工甜味劑混合攪拌）

- 堅果
- 咖啡（加入生奶油）

因為我們全家都非常喜歡奶油與橄欖油，所以會選用稍微奢侈的美味奶油與橄欖油。好的油脂能提升用餐時的滿足感，享用過這樣的餐點後，從早上開始就能帶來一整天的好心情。

平時注重養生（認為吃八分飽比較健康）的人，看到我這份菜單或許會擔心是否會吃得太多，或是攝取過量脂質。

不過，請大家可以放心。這樣的飲食習慣並不會增加內臟脂肪，也不會使血液中膽固醇急速上升，反而能讓血糖值與三酸甘油酯下降，讓人不再受到用餐後的睡意襲擊，同時提升日常表現。

我將會在下一章詳細解釋一般人對脂質和熱量的誤解，在此先說結論，依據二〇二三年的世界醫學觀點，至少平時有感受到醣類疲勞的人，「不可能有過量攝取脂質和熱量的問題」。

早餐不能只喝果昔

在現代忙碌的早晨中，似乎有很多人都為了顧及健康與美容，刻意選擇果昔作為早餐。雖然果昔並非一無是處，但只採用水果及蔬菜製成、不攝取任何其他食材，以早餐而言是最壞選擇。

果昔中的果糖問題在上一段已說明，現在暫且不提。此外，光喝果昔也嚴重缺乏蛋白質與脂質。

希望大家都能特別意識到，早餐應該「少醣，並充分攝取蛋白質與脂質」。

如果早晨總是匆忙，不妨在家裡常備水煮蛋、起司、堅果等食材。若是有時間可以從容享用早餐，則可以在沙拉中加入鮪魚罐頭（再依喜好淋上美乃滋、橄欖油），再煎一個培根蛋，或是富含奶油及起司的歐姆蛋也不錯。

若能準備類似上述「少醣，並充分攝取蛋白質與脂質」的早餐，再將果昔放在最後享用，這麼一來就能放心，不會有用餐後高血糖的疑慮。

我之後會再詳細說明，為什麼蛋白質與脂質的攝取如此重要。

將麵粉換成米粉或全麥麵粉，並沒有意義

現在可以在家自製麵包的小家電非常受歡迎，很多人都喜歡在早餐時享用自己親手剛烤好的麵包。其中，越來越多人希望追求健康，刻意不使用麵粉，改以米粉或蕎麥粉來製作麵包。考量到這麼做的目的，可以想見大家是因為意識到無麩質飲食的緣故。

歐美人士的確對於麩質（一種小麥蛋白）過敏的比例較高，有些人若是

將麵粉替換成不含麩質的米粉或蕎麥粉，確實可以讓身體狀況變得比較好。網球名將喬科維奇自從採用無麩質飲食後，運動表現大幅成長，就是眾所皆知的例子。

不過，如果原本並沒有對麩質過敏，就算改吃無麩質，也不會從中得到任何益處[7]。

另一方面，有些人認為如果想吃小麥製成的麵包，就必須選擇全麥麵粉。但事實上全麥麵粉是將小麥表皮、胚芽、胚乳等全都磨成粉狀，雖然膳食纖維、維生素、礦物質含量確實比精製麵粉豐富，但也稱不上是低醣食物。只要是精緻而成的麵粉、全麥麵粉、米粉、蕎麥粉、雜糧粉，全都是「含有大量醣類的食品」，並沒有太大差異。**若是從是否會引起用餐後高血糖（醣類疲勞）的觀點來看，麵粉、米粉、蕎麥粉、全麥麵粉其實並沒有差異**，請大家一定要記住這一點。

此外，在碳水化合物之中，去除膳食纖維的部分稱為「醣類」或「可利用碳水化合物」。

嚴格來說，雖然醣類與可利用碳水化合物的定義有些微差異，不過在此為求方便，都用醣類一詞統一說明。依據日本文部科學省經營的「食品成分資料庫」（http://fooddb.mext.go.jp），使用麵粉與米粉製成的麵包，其含醣量如下所示：

- 麵粉製成的五十克圓麵包　含醣量為二十二・九克
- 全麥麵粉製成的五十克圓麵包　含醣量為二十一克
- 米粉製成的五十克圓麵包　含醣量為二十五・四克

看到這些數據後，相信大家應該可以理解為什麼站在預防醣類疲勞的立場來看，其實無須刻意使用不同的麵粉了。

最近市售的低醣麵包原料有「麩皮」、「米糠」與「黃豆」。使用「麩皮」

製作而成的麵包在便利商店或超市中，大部分會以「麥麩麵包」的名稱販售。「麩皮」只採用小麥表皮研磨成粉，並不含有胚芽。而「米糠」則是米的表皮，最近似乎也有商家使用「米糠」製作麵包販售。此外，也有些餐廳會使用「黃豆粉」製作麵包。

以我家最常吃的麥麩麵包為例，令人備感滿足的一餐份麥麩麵包（早餐會吃兩片麥麩麵包／約七十五克），含醣量為十一克。如果與一般市面上的吐司相比，同樣分量的麥麩麵包含醣量就少了六十％（以日本食品標準成分表二〇二〇年版為準所做的比較）。當我想吃一般的麵包時，我會選擇切成八片或十二片的吐司。我會在吐司抹上厚厚一層完全遮蓋住麵包體的奶油，或將吐司浸泡在橄欖油裡，多到快要滴下來的程度，便能在享用美味的同時預防血糖上升。我在之後的篇章中也會仔細解釋，**油脂（蛋白質也一樣）其實是預防用餐後高血糖的最佳後盾**。

此外，蕎麥粉因為也含有大量醣類，一樣會使血糖上升。關於蕎麥麵的健康誤解，我也會在之後的章節中說明。

低脂含糖優格，會使血糖飆升

許多人都習慣在早餐享用優格，近年來我也觀察到許多品牌推出概念與低脂牛奶相同的低脂優格。不過，幾乎所有的低脂優格都添加了砂糖與水果。

在早晨吃優格的確能讓人輕鬆攝取到蛋白質，再加上優格屬於發酵食品，對腸道環境應該也能帶來正面幫助，所以在早餐中加入優格是個不錯的選項。事實上我自己也幾乎每天都會吃優格。不過，要是刻意選擇「低脂」優格就太可惜了！

基本上，我會選擇不添加砂糖及水果的高脂肪優格。因為要是加入了砂糖及水果，便會攝取到大量醣分，容易導致血糖急遽飆升，也連帶使三酸甘油酯容易上升。

優格在原本還是牛乳時，一百毫升牛乳中含有五克左右的醣類（乳糖等）。要是加入砂糖及水果，就會引起用餐後高血糖，反而使腸道環境惡化。這麼一來，特地攝取發酵食品就一點意義也沒有了。

還有，大部分宣稱「少糖」的優格，添加的砂糖量並不見得真的很少。當你看到市面上宣稱「少糖」的優格，一定要看清楚這項商品的醣分是不是真的比原本的優格更少，或是只是比其他產品來得少一點而已，事實上還是比原本的優格來得多，請大家務必要對照營養標示仔細確認。

不吃早餐，反而讓血糖失控

現代人不吃早餐的比率之高，是一個很嚴重的問題。對於希望藉由限制熱量達到健康與體重管理目標的人而言，或許並不是一個大問題。

但比起攝取到的熱量多寡，最嚴重的問題在於用餐後高血糖。站在這個角度來看，請大家一定要好好吃早餐。

根據以前發表的研究，一天當中「確實攝取三餐」、「不吃早餐及午餐」、「不吃早餐」的這三種飲食模式，針對血糖值波動進行比較，結果顯示血糖值最穩定的是確實攝取三餐的組別[8]。

反之，若是不吃早餐或任何一餐，下一餐用餐後的血糖值就會急遽飆升。例如不吃早餐，就會導致午餐後高血糖（也就是下午的醣類疲勞）。而且，其他研究結果也指出，比起在早餐選擇低脂餐點的組別，在早餐選擇減醣餐點的組別，其整天的血糖更穩定[9]。不僅如此，受測的組別僅有早餐接受菜色指導，其餘餐點皆自由選擇，以一整天的熱量攝取來看，也是早餐減醣組較低，兩組之中只有午餐的熱量攝取出現顯著差異。早餐無論是減醣組或低脂組都控制在相同熱量，因此可看出一整天的熱量攝取之所以會出現差異，是因為

「**早餐攝取較多蛋白質和脂質，可長時間維持飽足感，午餐就會吃得少**」。

至於原理，我會在第三章詳細解釋。換句話說，早餐要充分攝取蛋白質與脂質，不過醣類的分量必須減少——這就是能消除疲勞的最佳早餐型態。

某些午餐習慣，會使血糖不穩定？

多種含醣食物組成的午餐，只會讓你更累

在減醣概念的科學證據尚不明確的那個時代，我自己也曾信奉過限制熱量與脂質的減重法，那時我為了減重，所選擇的午餐是「飯糰配蔬菜汁」、「蕎麥涼麵配蕎麥湯（煮麵水）」等組合。此外，雖然我沒有親身嘗試過，但走進便利商店也常會看見「飯糰配春雨冬粉湯」的午餐組合。

儘管大家都是真心為了健康而選擇這些食物，卻只會帶來反效果。因為這些菜色是名符其實的「醣類重疊」組合，有些人也稱之為雙重碳水化合物。

不過，因為碳化水合物事實上也包含了膳食纖維，因此我想用「醣類重疊」來稱呼重複攝取多種含醣食物的飲食模式。

飯糰是用白米製成，幾乎只能攝取到醣類的營養，而蔬菜汁也是一樣。蕎麥涼麵與蕎麥湯的營養素也幾乎只有醣類而已。春雨冬粉更不用說，雖然看似蒟蒻，卻完全不是蒟蒻（蒟蒻是含醣量極低的食材）。

站在醣類重疊的角度來看，「炒飯&拉麵套餐」也是一樣的道理。

雖然「炒飯&拉麵套餐」的確比「飯糰配蔬菜汁」能攝取到更多蛋白質和脂質，不過就醣類重疊的角度而言，這兩種組合幾乎一樣，並不足以預防用餐後高血糖（醣類疲勞）的發生。

蕎麥麵很健康，完全是誤會一場

每當我告訴大家蕎麥麵與蕎麥湯的含醣量高，很容易引起用餐後高血糖時，很多人都會感到非常驚訝。因為在大家的印象中，蕎麥麵是深植人心的低GI食物。

所謂的GI是Glycemic Index的縮寫，表示食物中的碳水化合物會讓血液中葡萄糖量上升的數值，以五十克的葡萄糖作為基準。GI值越低，代表越不容易讓血糖上升；若GI值在五十五以下，就稱為低GI食物。

蕎麥麵的GI值為五十四，以主食（穀類）而言確實是GI值較低的食材。不過，也有研究結果指出，如果將食物分成下列四種：❶高醣．高GI食物；❷高醣．低GI食物；❸低醣．高GI食物；❹低醣．低GI食物，分別調查吃下這四種食物後的血糖值上升情形，會發現最容易讓血糖迅速上升的是

❶高醣．高GI食物，其次就是❷高醣．低GI食物。另一方面，在❸低醣．高GI食物與❹低醣．低GI食物中，❸比較容易讓血糖上升，不過差距微乎其微。

總而言之，儘管在攝取大量醣類時，GI值高低有其意義（會在血糖上升方面造成差異），但只要含醣量低，無論GI值高低都可以阻止用餐後高血糖的情形發生。換句話說，**雖然蕎麥麵屬於低GI食物，但只要大量攝取（吃下過多醣類），就會造成血糖上升**。站在這個角度來看，蕎麥麵配蕎麥湯的組合顯然很有問題。

不過，我想應該還是有人無論如何都想吃蕎麥麵吧！我會建議在享用蕎麥麵時，一定要搭配蛋白質與脂質含量豐富的食物，才能抑制血糖上升。

先在早餐確實攝取豐富的蛋白質與脂質，接著到午餐時，享用蕎麥麵前要先吃蛋白質豐富的煎蛋，再為蔬菜沙拉淋上含有豐富脂質的醬汁，這麼一來，便能在某種程度上預防用餐後高血糖發生[11][12][13]。只要按照這樣的飲食順序，吃完午餐後就不會昏昏欲睡，可說是絕佳戰略。

此外，「山藥泥蕎麥麵」也給人健康有益的印象，事實上，山藥也含有豐富的醣，請大家要記得，這樣的搭配也會造成醣類重疊。在享用蕎麥麵時，至少要選擇鴨南蠻（蔥燒鴨肉）或天婦羅蕎麥麵，會比山藥泥蕎麥麵好上許多。

另一方面，最近與低GI飲食一樣掀起風潮的飲食方法還有不吃「白色食物」（白米、精製過的砂糖），改吃「黑色食物」（糙米、未精製過的黑糖）。

似乎有很多人認為，看起來呈現黑色、棕色外觀的食物感覺比較健康，就算多吃一點也沒關係。這類食物的棕色部位確實大多含有膳食纖維，或許可以稍微抑制血糖上升，但跟前文提到的GI值相同，只要攝取量一多，抑制血糖上升的效果就不明顯。

糙米的確能攝取到白米中沒有的營養，不過希望大家要知道，**無論是白米或糙米都必須留意含醣量的問題**。

健康代名詞——「即食雞胸肉」的陷阱

忙碌的午餐時刻，很多人都選擇以超商的即食雞胸肉當作午餐。即食雞胸肉既方便又含有豐富的蛋白質，乍看之下確實是很合理的午餐選項。只是即食雞胸肉有一個不為人知的陷阱，那就是脂質含量不足。一旦熱量攝取不足，吃進身體的蛋白質也會受到破壞，無法供給身體熱量，更不可能成為製造肌肉等細胞的原料。

有些人會擔心，為了轉化為能量而受到分解的蛋白質會產生一種名為尿素的物質，可能會對腎臟造成負擔。但事實上有論文指出，並不需要擔心腎臟負擔過大，因為吃進身體裡的蛋白質若是沒辦法生成肌肉、幫助內臟新陳代謝，才更為可惜。

最重要的是，蛋白質和脂質是各自以獨立的機制，來預防、改善用餐後的高血糖問題[14][15]。

一旦攝取過少脂質，預防用餐後高血糖（醣類疲勞）的重責大任，就落在即食雞胸肉裡的蛋白質上，無法讓脂質共同分擔。萬一在下午又吃了甜食當點心，就會因為中午沒有攝取到脂質，導致醣類疲勞。

話說回來，大部分人之所以喜歡吃「即食雞胸肉」，根本不是因為想要讓蛋白質成為能量來源，而是將蛋白質當作「建構身體的原料」，同時避免攝取過多熱量而已。

不過，**幸好有論文指出，若是減少攝取脂質（與減醣相比），身體消耗的熱量一天會減少約三百大卡（也就是代謝降低），因此減少吃脂質對身體毫無益處**[16]。

請大家在享用即食雞胸肉時，也別忘了補充脂質。

餐桌上的常見餐點，其實含有大量的醣

感覺健康的「和食」，其實含醣量很高

大家都認為和食對健康有益。但事實上許多和食中都含有看不到的醣類，請大家一定要多留意。

一般人之所以會有「和食很健康」的印象，應該是來自於其熱量較低、油脂使用量較少的緣故。也有些人會很在意肥肉，在吃肉時會刻意挑選某些部位的瘦肉或替換成植物肉等，卻沒注意到原本應留意的含醣量，這麼一來反而吃進低熱量、低油脂的高醣食物，造成用餐後高血糖。

一大匙白糖中含有七．九克醣類、一大匙味醂則含有七．八克醣類。一顆飯糰的含醣量約為四十克，由於調味料就已含醣，再吃下主食便很容易導致攝取過多醣類。

而且，我們實際上在外用餐時，不可能知道餐廳使用的調味料中究竟含有多少醣。希望大家一定要了解，就算吃起來感覺「不太甜」，也很可能含醣，導致疲累。

吃豬排時，選擇里肌肉比腰內肉更好

炸豬排是大家都很喜歡的菜色。或許大多數人都會認為「油炸物的油脂是大問題」，我也聽說很多人都會因為已經要吃油炸物，所以刻意選擇腰內肉，避免選擇里肌肉。

不過，正如同我先前所述，**攝取油脂可以達到抑制血糖上升的功效**[15]。

炸豬排最大的問題並非油脂，而是炸豬排的麵衣（麵包粉，一片就含有二十到三十克醣類）與沾醬（一大匙含五．六克的醣），這兩者的含醣量都非常高。

我自己還是學生時，都會在高麗菜絲上淋大量的免費醬汁，仔細想想其實這也算是一種醣類重疊。既然要享用炸豬排，選擇里肌肉或腰內肉皆可，甚至油脂量較多的里肌肉反而是更好的選擇。只要將搭配的白飯減量，再選用柑橘醋醬或鹽檸檬來取代豬排沾醬就好。

此外，大家喜歡的大阪燒，問題也不在於「豬五花肉」或「美乃滋」，製作大阪燒的麵粉與沾醬才是含醣量高的關鍵。

或許有很多人都習慣在大阪燒塗上超過一大匙的大阪燒醬汁（一大匙含七．一克醣類），不過，吃大阪燒的重點在於醬料要以美乃滋為主，再加入大量的豬五花肉。

有些食譜會用山藥來代替麵粉，宣稱這樣比較健康，不過山藥畢竟是根莖類，含醣量也不低，請大家務必要留意這一點。

此外，大家都很喜歡的咖哩飯也是一樣，似乎有些人只特別留意米飯的分量，頂多再注意馬鈴薯的含醣量。不過，市面上販售的咖哩塊通常都已加入麵粉等含醣量高的食材，以便增加濃稠口感。例如市售的咖哩塊，一塊就含有七．六克的醣。所以享用咖哩飯時，不只是吃到兩種醣類，甚至是高達三種的醣，千萬要留意。

幸好最近有些連鎖餐廳推出花椰菜米的選項，努力降低餐點的含醣量。希望大家都能花心思享用美味餐點，而不是只好忍耐不吃。

到了寒冷的季節，許多和食（包括中華料理）都會以勾芡增加口感，勾芡使用的是太白粉；同樣地，胡麻豆腐使用的則是葛粉。無論是太白粉或葛粉都屬於醣類，在計算含醣量時千萬別忘了將勾芡醬汁一起計算進去。

碳水放最後，才能減少醣類的攝取

以往聽說用餐時將米飯、配菜、湯品輪流享用的「三角飲食法」，不僅看起來很有規矩，也能幫助消化，讓身體吸收營養成分。

不過，最近越來越多人都為了延緩血糖吸收，在用餐時實行「蔬菜優先法」[12]，也就是在一開始就先吃蔬菜。

用餐時的「飲食順序」的確會影響血糖值的上升情形。不過，比起「三角飲食法」或「蔬菜優先法」，「**碳水放最後**」**對於解決醣類疲勞最有幫助**。

所謂的「碳水放最後」指的是最後才吃醣類。我建議至少要在「**吃下第一口過了二十分鐘後**」，**再開始吃米飯或麵包等醣類**。

最早揭露飲食順序能抑制血糖上升的論文中，比較了「先吃米飯→再吃蔬菜」與「先吃蔬菜→再吃米飯」的差異，結果顯示「先吃蔬菜→再吃米飯」

更能抑制血糖上升[12]。這篇論文出現後，才出現了「蔬菜優先」的說法。後來也陸續比較了「先吃米飯→再吃肉類」、「先吃肉類→再吃米飯」、「先吃魚類→再吃米飯」的差異，結果顯示，「先吃肉類→再吃米飯」、「先吃魚類→再吃米飯」都一樣能抑制血糖上升[13]。

在這個階段中，由於並未針對「先吃蔬菜→再吃米飯」與「先吃肉類→再吃米飯」的差異進行比較，因此從這些研究結果中我們僅能得知「無論是先吃蔬菜、肉類還是魚類都無所謂，最重要的是米飯要在最後吃」。不必一定要從蔬菜開始吃，先吃肉類或魚類也無妨。我們將這樣的飲食方式稱為「碳水放最後」。

此外，根據研究資料顯示，分別針對「碳水優先」、「碳水放最後」、「三角飲食法」調查血糖上升的差異後，可看出唯有採取「碳水放最後」飲食模式，血糖的波動幅度才能和緩，用餐前、用餐時與用餐後的血糖都大致保持一四〇mg/dl，非但不會引起用餐後高血糖，還能維持理想中的血糖值。

至於採取「碳水優先」與「三角飲食法」的人，用餐開始三十分鐘後，血糖就會超過一四〇 mg/dl，甚至有些人到了用餐後六十分鐘時會攀升至巔峰，血糖值逼近二〇〇 mg/dl。而其後血糖就會開始驟降，過了三小時後血糖會降得比「碳水放最後」的人更低。也就是說，上述兩種飲食方式會引發血糖震盪。

血糖值之所以會產生這樣的變動，原因在於攝取蛋白質和脂質後身體會分泌「胰島素」，其能發揮抑制血糖上升的作用。

關於胰島素的相關內容會在頁一二八詳細說明，現在先請大家記住，唯有醣類才會使血糖上升。所以，只要將醣類放最後吃，先攝取蛋白質和脂質，待胰島素已經開始發揮作用時再攝取醣類即可。

一般認為開始用餐後的二十到三十分鐘，身體會開始分泌胰島素。為了避免「吃太快」，我才會建議大家至少在吃下第一口過二十分鐘後再開始攝取醣類。

錯誤百出的「飲料常識」

給孩子喝「純有機柳橙汁」，沒問題嗎？

是否有很多父母會出於健康考量，給孩子喝百分之百純果汁呢？

如果只是給孩子當作點心則無妨（所謂的點心是指分量有所限制，不會影響到下一餐用餐情形的範圍內），但若是誤以為百分之百純果汁對健康很有幫助，而毫無限制地鼓勵孩子多喝，我則抱持反對的態度。

在本章一開始也曾提及，果糖是醣類中最應該積極減少攝取的一種醣。無論是否有機、無添加、百分之百柳橙汁，都含有大量的果糖。果糖一定會讓孩子的身體變胖、體重增加（增加體脂肪），卻不見得能打造出健康的身體（內臟與肌肉）[18]。

此外，雖然有機果汁可能無添加糖，但大部分的市售果汁中都含有高果糖漿（高果糖糖漿或果葡糖漿），這是一種澱粉糖晶。**根據觀察性研究指出，攝取太多高果糖漿（包含兒童），會增加肥胖及糖尿病的發病機率**[19][20]。

還有，根據動物實驗結果也可以得知，若平時果糖的攝取量較多，就會助長焦慮行為[21]。

在替孩子選擇果汁等點心時，請一定要仔細瀏覽營養成分表，不要受到商品的宣傳標語吸引，最重要的是用「營養成分」來做選擇。

高齢者喝「運動飲料」預防中暑，其實很危險

為了預防夏季中暑與脫水，建議大家一定要多補充水分。雖然補充水分（與礦物質）非常重要，但千萬不能因此就選擇喝運動飲料。大約從十年前開始，日本面臨超過三十五度的夏季酷暑時，有很多中暑的高齢長者，其血糖值都超過一〇〇〇 mg/dl，因而失去意識被送進急診室，這類患者層出不窮。

一開始我以為是因為天氣實在太熱的關係，但即便如此血糖值未免太高了。我為患者治療、等待患者恢復意識後，再仔細詢問患者究竟是發生什麼事，這才發現原來大家都喝了運動飲料。但是喝了運動飲料後非但沒解渴，反而還越喝越渴。甚至有人一回神才發現，自己在半天內將瓶裝的兩公升運動飲料都喝光了。

仔細想想，五百毫升的運動飲料，其含醣量就有三十一克，吸收進身體後等同於六二〇〇 mg/dl 的葡萄糖濃度。把這些都喝下肚後，血糖值會到達一〇〇 mg/dl 左右，產生劇烈的濃度差距。若想要藉由運動飲料來補充流失的汗水而持續飲用，在不知不覺中（正確來說血糖過高時會失去意識，因此應該說是在還可以知覺的過程中）就會導致血糖上升，變得跟脫水狀態無異，相信大家應該都可以理解。

事實上，這種疾病的正式病名為「軟性飲品酮症」（寶特瓶症候群）。在醫師們眼裡，運動飲料其實跟含糖碳酸飲料一樣可怕。

如果要預防中暑與脫水，只要喝充分的純水就夠了。（若平時有喝味噌湯及吃醃漬物，其實已經攝取了相當充足的鹽分。）

不建議喝「能量飲」來提升工作效率

跟高齡者為了預防中暑喝運動飲料一樣，年輕人為了提升工作效率而喝能量飲也同樣危險。

市面上最具代表性的能量飲，兩百五十毫升中的含醣量為二十七克。若是在開始工作前想要提振精神而喝下一瓶能量飲，雖然喝完後會短暫地產生興奮感，但還是會引起用餐後高血糖，導致醣類疲勞。

萬一工作到一半感覺能量飲的效果好像消退了，就會忍不住再一瓶接一瓶。**若是喝了能量飲後會覺得活力十足，但過了不久又感到精力耗盡，就是醣類疲勞**。

如果是平時會產生醣類疲勞的人，養成了喝能量飲的習慣，不只是會降低工作效率而已，未來還可能會引發疾病，不可不慎。

「乳酸菌飲料」使腸道環境惡化？

許多人為了調整腸道環境，在早餐選擇喝乳酸菌飲料；而最近也有越來越多人為了提升睡眠品質，在就寢前喝乳酸菌飲料。

可是也有研究報告指出，**用餐後血糖值上升反而會導致腸道環境惡化**[23]。明明是為了改善腸道而喝的飲料，卻會造成腸道環境惡化。此外，血糖高低起伏不定也會使身體感到疲憊不已（產生醣類疲勞），或許是因為如此才會讓人感到想睡也說不定。不過，要是在這樣的狀態下熟睡，也可能會對血管造成難以想像的傷害。

本書中已經強調過很多次，請大家在購買商品時一定要養成確認包裝上營養成分表的習慣。有些商品會將醣類分開標示（請看含醣量），也有些商品只標示碳水化合物（可將碳水化合物視作醣類）。此外，部分強調能提升睡眠品質的乳酸菌飲料，一瓶（約兩百毫升）約有十四到二十七克的含醣量，等同於三到五顆砂糖之多。

吃太多醣，會加速「老化」

美容飲品越喝越「老」？

雖然本書中再三強調，用餐後高血糖與血糖震盪所帶來的疲勞感——也就是醣類疲勞，會影響工作表現，應多加預防。但其實醣類疲勞也會對「美容」帶來不良的影響。

肌膚中有一種名為膠原纖維的蛋白質，一般認為這種蛋白質能讓肌膚柔軟有彈性。但事實上，血糖值一旦升高，蛋白質就會以非酵素反應（身體原本的作用）的形式與葡萄糖結合。這種反應稱為糖化反應。糖化後的蛋白質會產生出「AGEs」（糖化終產物），這種物質會使蛋白質功能降低，構造也會變得更脆弱，這也稱之為糖化壓力。膠原蛋白也會受到糖化反應的影響，使構造產生改變。糖化後的膠原蛋白會受到AGEs的影響發生交叉鏈結（cross-linkage）與碎化反應（fragmentation），結果就是造成肌膚細紋增加，使外表變衰老[24]。

不過，市面上推出了許多宣稱可以預防肌膚粗糙及老化的美容飲品。如果你很喜歡喝這類飲品，一定要確認營養成分表中的含醣量。

舉例來說，膠原蛋白飲品的含醣量有高有低，還有些飲品中宣稱添加了醋與維生素C，不過卻也同時加入超過四顆砂糖分量的醣分。明明是為了追求美肌，卻喝下含有大量醣類的飲品，這麼一來不僅會導致醣類疲勞，也會加速肌膚老化。

順帶一提，膠原蛋白不只對肌膚有幫助，同時也是打造骨骼的基礎，頭髮也是由角蛋白（一種蛋白質）所構成，因此上述部位都會受到AGEs的影響。

肌膚蠟黃、鬆弛、細紋、髮絲彈力光澤下降、骨質疏鬆等老化痕跡，起因都是高血糖，而醣類疲勞正是引起這些老化的前兆。

此外，若是血糖震盪反覆發生，血管中便會產生氧化壓力[25]。若是氧化壓力超過人體所能負擔的抗氧化範圍，就會對血管內壁造成損傷，使免疫反應發生異常，在血管內部引起微小的發炎。氧化壓力會加速全身的老化。

而且，糖化壓力與氧化壓力可能會互相產生不良影響，使身體陷入惡性循環，就結果而言，這兩種壓力就是形成各種老化與疾病的根源。

關於美容方面的體內保養，最佳選擇絕對是「不要過量攝取醣類」、「不要使血糖升高」。

錯誤的「斷食」，使血糖上升

許多減重法都曾風靡一時又迅速退燒。其中，斷食是一種自古以來就流傳至今的減重法，但我認為這很可能會引起醣類疲勞。

斷食之所以不妥的原因，與前文提及的「不可省略早餐」（請見頁四二）的道理相同，都會使下一餐的血糖值急遽上升。如果要刻意營造出長時間的空腹，就必須嚴格控管下一餐的醣類攝取量。

聽說有些專門指導斷食的課程，會讓學員在長時間斷食後喝下含有大量醣類的酵素果汁。但斷食已經造成肌肉減少，**又在空腹時只攝取醣類，只會使血糖加速上升**，客觀來看，這麼做對身體百害而無一利。

雖然酵素是由蛋白質構成，但從口腔攝取後就會在消化道中消化（分解），使酵素的活性消失。這麼一來，透過醫學也無法解釋喝酵素果汁究竟有什麼意義。

另一方面，限制飲食分量（熱量）的減重法雖然只需忍耐就好，執行起來可能是相對簡單的方式，但若要維持幾週一定會覺得很難受，之後體重絕對會反彈，這是限制熱量的缺點[26]。

因為要正確掌握熱量（能量）幾乎是不可能的任務，只能光憑自己的感覺來減量維持「八分飽」[27]。這麼做必須長期忍耐空腹狀態，讓肌肉流失，以後還是會復胖，導致體脂肪上升。以客觀的角度來看，這麼做只會傷身而已。

若想要減重（維持適當體重），就必須攝取充分的蛋白質及脂質，並提升基礎代謝率。此外，為維持愉快的飲食生活，也必須攝取適量的醣類。

你以為的健康知識，真的正確嗎？

肝醣超補法，不會影響肌肉內的肝醣量

許多人為了追求健康及美容，平時就有慢跑的習慣。或許也有人跑著跑著，就開始挑戰半馬，甚至是全馬也說不定。但如果運用了錯誤的方法，也可能會誤入醣類疲勞的陷阱。

有在跑馬拉松的人應該會知道一種名為「肝醣超補」（Carbohydrate loading）的飲食法。這種飲食法必須在長程跑步等比賽前攝取大量的醣類（碳水化合物），以提升肌肉內的肝醣量，將持久力發揮到極致。

不過，也有許多運動選手採用肝醣超補法後，卻導致運動表現變差。以經驗法則來看，這類型的選手平時都採用「酮適應飲食法」（**Fat Adaptation**），也就是嚴格控制醣類的攝取量，打造出可以將脂肪轉化為能量的身體，即使是在比賽中也可以燃燒脂肪、提升持久力。

肝醣超補的概念是來自於一九六七年的論文，該論文中提到一旦限制醣類攝取，肌肉中的肝醣量就會減少，而肌肉內的肝醣量與運動活躍時間（直到感到疲憊）有所關聯[29]。在這項研究中，將選手的飲食轉換為限醣飲食（高脂飲食）後立刻檢查肌肉，發現時間並不足以令脂肪適應（酮適應）轉換能量。

一般認為，身體要轉換成酮適應（原本用醣類當作能量來源的人，轉換成用脂肪當作能量來源）需要花二到四週的時間。

不過，後來又有研究論文指出，直到感到疲憊前的運動活躍時間，與肌肉內的肝醣量毫無關聯，低血糖才是人體感到疲憊的關鍵[30]。事實上，即使是在一九六七年的那篇論文中，也可以將研究結果解釋為，「低血糖」會決定運動活躍時間的長短，而非由肌肉內的肝醣量決定。

不僅如此，平時就在執行高醣飲食（肝醣超補）與低醣高脂飲食（酮適應）的運動選手，調查其肌肉中的肝醣量，結果顯示他們在運動前，肌肉內的肝醣量毫無差異[31]。沒錯，**肝醣超補不會影響肌肉內的肝醣量**。

接下來，再讓運動選手們進行三小時最大攝氧量六十五%左右（中等程度）的運動後，立即測量肌肉內的肝醣量，接著休息兩小時後，再調查肝醣恢復的程度。順帶一提，在這段休息時間內，原本執行高醣飲食的選手補充高醣飲料、原本執行低醣高脂飲食的選手則補充低醣高脂飲品。

研究結果如下[31]：休息兩小時後與運動前相同，不同飲食方式的肌肉內肝醣量並沒有出現顯著差距。在那三小時的運動中，採用低醣高脂飲食的選手，穩定地以脂質作為主要能量來源；而採用高醣飲食的選手則在開始運動後，很明顯地消耗肝醣作為能量，但之後可能是因為肝醣量耗盡，身體將能量來源切換為脂質。

身體裡的肝醣頂多只有幾百克而已，而身體內的脂質卻累積了好幾公斤。光從儲存量來考量，「脂質」絕對是更穩定的能量來源，低醣高脂飲食（酮適應）會是更合理的選擇。

在跑步前吃「香蕉」、「能量飲」，也會造成醣類疲勞

在這裡跟大家閒聊一下，跑者在參加大規模馬拉松或驛站接力賽前，若是喝下含有大量醣類的運動飲料，會有低血糖的風險[32]。就算是吃香蕉或喝能量飲也是一樣。若在運動前就使血糖飆高，接下來只會急遽下降（也就是血糖震盪），引起醣類疲勞。非但無法提升持久力，還會使運動表現下滑。更令人震驚的是，跑者還有可能會變成不折不扣的低血糖（七十 mg/dl），在比賽中動彈不得。話說回來，如果是箱根驛站接力賽一個區間的範圍，或半馬等

二十公里左右的距離（約需一個多小時），幾乎不需要在運動途中補充能量[33]。儘管如此，若跑者還是在箱根驛站接力賽時因為低血糖而動彈不得，問題肯定是出在運動前的醣類攝取不當。

為了處理用餐後高血糖的問題，身體會在隨後分泌出大量的胰島素。由於胰島素的關係，血液中的醣分會釋放至脂肪細胞，不會被當作肌肉內的能量來源。或許有人會問，難道脂肪不能作為能量來源嗎？答案是不行。因為胰島素會從脂肪細胞中溶解出脂肪，阻礙肌肉利用脂肪。

在這樣的狀態下持續跑步，就會陷入低血糖狀態，讓自己變得動彈不得。**即便是平常訓練有素的長跑選手，遇到關鍵時刻卻無法維持跑速，有一部分的原因就是因為低血糖**。

不只如此，高醣飲食除了造成高血糖，也特別不適合日本人。

日本人的胰島素分泌速度本來就比歐美人來得慢[34][35]。比起歐美人，日本人就算只攝取一點點醣類，胰島素分泌的速度依然追不上攝取速度，很容易引起血糖異常。（編按：中華民國糖尿病學會也曾調查，發現東亞黃種人，包括台灣、日本、韓國、中國等，胰島素分泌指數與胰島素抗性指數都比西方人低，推測可能與基因、腸道的腸泌素分泌功能、飲食環境等多重因素有關。）

先天體質如此的日本人，要是再進行高醣飲食，頻繁發生用餐後高血糖的情形，就會引發醣類疲勞，使運動或工作表現下滑。此外，若平常就常發生用餐後高血糖，也會使各項器官功能降低，處理醣分的能力也會下降。由於血糖變得更高，進而帶來一連串的惡性循環。

另一方面，低醣高脂是比較接近減醣飲食的營養攝取方式。如果是一般業餘跑者，只要改吃低醣飲食，應該就會有不錯的運動表現。減醣飲食可說是讓人在有限的條件內，發揮最佳表現的營養攝取方式。不過還是要提醒大家，需先花四週的時間讓身體轉換為酮適應（即習慣低醣高脂飲食）。

健美運動員在合理情況下攝取醣類，卻會傷害身體？

不只是馬拉松與鐵人三項等持久型運動選手，有些健美選手偶爾也會採用高醣的飲食方式。從事健美運動時，當然必須攝取大量蛋白質來幫助生成肌肉，不過若能同時讓身體分泌出大量胰島素，更能幫助肌肉生長，因此除了蛋白質之外，也必須著重攝取醣類。

雖然攝取醣類確實能幫助肌肉生長，但同時也會讓脂肪細胞吸收更多醣類，並轉變為三酸甘油酯，因此也會使人變胖。據說在健美選手的世界裡，通常還沒到比賽之前，選手們都會從蛋白質與醣類中攝取營養（極力避免攝取脂質），到了比賽前夕才會改從蛋白質及脂質中攝取營養。

專門從蛋白質與脂質中攝取營養，的確可以達到與低醣高脂飲食相同的燃脂效果。不過，這麼做的時間要是不到四週，身體就沒辦法完全適應，當然也沒辦法徹底利用脂質。

這麼一來，體脂肪就會分解，轉變成一種名為酮體的物質，藉此提供能量。就結果而言，攝取脂質後（假設有吃的情況下），便能減少體脂肪、塑造出漂亮的身體曲線（關於酮體的相關內容將於頁一三二詳細說明）。

乍看之下，這對於健美選手而言的確是非常理想的飲食方式。不過，若發生了醣類疲勞（用餐後高血糖），就會導致血糖震盪頻繁發生。許多健美選手明明還很年輕，就可能在不知不覺中罹患動脈硬化。

有研究報告指出，一般而言奧運選手會比同年齡、同性別的人壽命更長[36]。因為運動本來就有延年益壽的功效。但同樣都是奧運選手，比起持久型運動（例如馬拉松、競走、自由車運動、越野滑雪等），爆發型運動（例如舉重等）的延年益壽功效比較不顯著[37]。雖然健美運動並不屬於奧運競技項目，但可能卻比持久型運動更容易發生用餐後高血糖的問題。

就算不是健美選手，上班族若在喝完含醣高蛋白飲品後感到疲憊，建議在選購時一定要選擇不含醣類（或以人工甜味劑增添甜味）的高蛋白飲品。

專業運動員吃太多醣，會影響表現

其實，目前為止我已經跟好幾位專業運動員討論過關於酮適應（低醣高脂）的飲食方式。除了幾年前曾跟我一起合作寫書的足球員長友佑都，還有最近在新聞採訪中與我對談的職棒球員和田毅，他們都曾在仔細觀察自己身體的過程中，察覺到身體不適的現象，也就是我所說的醣類疲勞。而且在我與他們提及酮適應之前，他們也都隱隱約約察覺到，「攝取醣類」就是造成這種現象的關鍵。

於是，當我向他們提起有些運動選手執行肝醣超補（高醣飲食）會引起醣類疲勞，反而使身體狀態變差；而有些選手在進行酮適應（實際內容則是減醣飲食）的飲食方式後，運動表現就獲得改善，他們聽了之後都很快就能接受這個概念。

這兩位運動選手都異口同聲地表示，**由於執行減醣飲食後不容易感到疲憊，不僅運動表現獲得提升，雙腳抽筋的情形也減少了**。

至於這兩位選手的運動表現有所提升，也完全是預料中的事。因為早有研究報告顯示，某些歐美運動選手進行限醣飲食後，運動表現獲得提升[38]，此外，使用連續血糖監測儀測試這兩位選手的血糖變動情形，結果也確實獲得了改善。不過，目前尚未有論文或書籍有提到針對抽筋的改善效果。但他們兩位都異口同聲地這樣表示，相信應該有一定程度的效果才對。

仔細想想，目前醫學界尚未徹底說明抽筋的機制。據我猜想，可能是因為細胞內外各種物質濃度的差異過大時（例如肌肉細胞內的葡萄糖濃度與血液中葡萄糖濃度的差異），肌肉的細胞膜就會變得不穩定，這麼一來便容易引起抽筋也說不定。

從這個角度來看，適當的飲食方式不僅能提升運動表現，或許也能預防運動時受傷呢！

Chapter 2

不是只有「好累」而已，藏在「醣」中的真相

為什麼現代人越來越容易累？

因為「簡單又美味」的飲食，大多是高醣食物

我在上一章中提到，許多人為了健康而實踐的生活習慣，其實很容易引發醣類疲勞。在這一章中，我將告訴大家產生醣類疲勞後會帶來什麼下場，又為什麼不能對此現象置之不理。不過在這之前我想先說明，不只個人的生活習慣，其實現在的社會環境也會促使醣類疲勞的發生。

現代社會出現了一個新名詞——T/P值（Time Performance，時間與性能的比例），這意味著許多人都追求在最短的時間內發揮最大的價值。我認為這

正是許多人都過著繁忙生活，失去了從容感的證據。就結果而言，許多人都養成了省略早餐以及飲食速度過快的習慣。

長期過著這樣的飲食生活，就無法在早餐攝取充足的蛋白質與脂質，阻止血糖迅速上升（將在下一章詳細說明），使得午餐後更容易引起用餐後高血糖的問題。

另一方面，許多女性為了瘦身，刻意減少正餐的分量，但這麼一來反而會吃更多零食，而零食又很容易攝取到過量的醣類，這樣的人並不在少數。

事實上，那些設計得讓人可以輕鬆享用的零食，大多都是以高醣為主的食品。若平時買的是可以常溫保存的美味零食，可能就會在不知不覺中陷入高醣的陷阱。因為大部分富含蛋白質與脂質的食品都需要存放於冰箱，而以醣類為主的食品大多都可以常溫存放。

一旦因為節省時間或減重瘦身等原因而吃零食，醣類的攝取量自然就會增加，這點希望大家一定要記住。

「均衡飲食」其實含醣量非常高

不僅如此，事實上許多高醣餐點，甚至被稱為「均衡飲食」而備受推崇。

一般而言，大家很容易誤以為「營養均衡的飲食」就是包含適當的三大營養素比例（蛋白質、脂質及碳水化合物的含量均等，也被稱為PFC平衡飲食法），以促進大眾的健康。

以日本為例，按照政府發布的日本人飲食攝取基準（二〇二〇年版）上，就明示「五十到六十％的碳水化合物、二十到三十％的脂質、十三到二十％的蛋白質」就是營養均衡的飲食。但事實上真的如此嗎？

其實，在歐美國家提供的飲食方針上，明確表示並沒有所謂適合所有人的最佳營養攝取比例[39][40]。

當我回過頭來確認日本究竟是以什麼原因來制定飲食攝取基準時，才發現這是非常「草率」決定的比例。

據說政府在制定飲食攝取基準的三大營養素比例時，一開始是從蛋白質開始設定。以體內無法自行合成的胺基酸（必需胺基酸）不至於不足為下限（十三%），而上限的二十%則是毫無根據的數字。

這是引用了一篇二〇一八年發表的論文，其中顯示蛋白質比例若是在三十五%以內不會有任何問題[41]，還有一篇二〇一三年的論文顯示，蛋白質比例若超過二十%，未來需討論是否會有安全層面的問題[42]，因此政府才將上限設定為二十%。這明明是二〇一三年提出的問題，而在二〇一八年已經有研究結果顯示，就算提高至三十五%也不會有問題，答案已經公布在大家眼前，政府卻還是直接採用二〇一三年時的觀點制定飲食方針。

在蛋白質後接著設定的是脂質比例。首先，考量到飽和脂肪酸要攝取在七%以下，因此推估出總脂質上限應為三十%。接著再以必需脂肪酸不至於不足作為下限，制定出二十%這個數字。

話說回來，飽和脂肪酸攝取要在七％以下，這個數字也毫無根據。有論文顯示，刻意限制飽和脂肪酸的攝取量反而會增加動脈硬化的風險[43][44]，關於這個問題我在頁一二二會再詳細說明。

不僅如此，為了要將飽和脂肪酸的攝取壓在七％以下，所以必須將整體脂質限制在三十％以下，也是毫無根據的作法。舉橄欖油為例，若是在菜餚中加入了大量的橄欖油，就會增加總脂質的比例，而飽和脂肪酸的比例卻會下降。因為橄欖油完全是以單元不飽和脂肪酸組成，根本不含有飽和脂肪酸。

最後，碳水化合物的比例當然就是將整體視作「百分之百」，扣除「蛋白質」與「脂質」的比例，得出五十到六十五％的結果。原因則是因為碳水化合物攝取過量會引起糖尿病，所以用「百分之百減去蛋白質再減去脂質」作為依據，計算出碳水化合物的攝取比例。

碳水化合物攝取過量當然是一個大問題，換句話說，攝取醣類後所引起的用餐後高血糖，不只會造成糖尿病而已。除了糖尿病患者外，處於糖尿病前期（這裡指的是空腹時血糖異常）、平時感覺到醣類疲勞（這裡指的是健康檢查時空腹血糖並無異常，但用餐後血糖值超過一四〇mg/dl）的人，**當然都必須控制碳水化合物（醣類）的攝取，所以其比例絕不應該是五十到六十五%，就算是從設定的原因來看也顯然太多**。

（編按：根據衛福部「每日飲食指南」的建議，三大營養素的分配比例為：醣類（碳水化合物）應該占總熱量的五十至六十%、蛋白質十至二十%及脂質二十至三十%。但還要配合個人體重及身體情況調整，才是最適合的飲食指南。）

現代人在飲食上，蛋白質不足、醣類又吃太多

據說美國從一九七〇年代起（在《時代雜誌》鼓吹應減少攝取蛋與奶油[45]

之前），碳水化合物的平均攝取比例約為四十%[46]。

在日本深植人心的「五十到六十%的碳水化合物、二十到三十%的脂質、十三到二十%的蛋白質」，也就是所謂的營養均衡飲食比例，以全世界的觀點來看，顯然醣類攝取過多，我認為這也是人們很容易陷入醣類疲勞的原因之一。

順帶一提，目前日本人（成人）平均一餐會吃下九十到一百克、一天會吃下兩百七十到三百克的醣類。如果午餐又習慣吃各式含醣餐點，醣類攝取量肯定會更多。

美國糖尿病學會明定的醣類限制飲食定義中，醣類建議攝取量為一天一百三十克以下[47]。這個數字跟減醣飲食的規則相同，醣類攝取量上限為一天一百三十克。而現在日本人的平均醣類攝取量是這個數字的兩倍以上。

若察覺到自己已經出現了醣類疲勞的症狀，不妨從「醣類攝取過多」的觀點來檢視自己平日攝取的醣分，就是改善症狀的第一步。

另一方面，從國民健康與營養調查的資料顯示，儘管長久以來都號稱現在已步入飽食時代，但日本人的蛋白質攝取量還是太低，甚至在二〇〇〇年左右還出現下滑趨勢，比一九五〇年代的水準更差。

當然，以往的飢餓時代人們可能會宣稱自己吃得更多、現在的飽食時代人們可能會宣稱自己吃得更少，不過，現代人還是必須多留意蛋白質（與脂質）的攝取量，這是毫無疑問的事實。（編按：根據最新國民營養調查顯示，台灣人也有吃太飽但營養不均衡的問題，幾乎很少有人能按飲食建議來用餐，且絕大多數都有膳食纖維攝取不足、醣類吃太多的狀況。）

大家都被「飲食歐美化會招致疾病」這句話給騙了！

不知從何時起，大家都煞有介事地流傳：「生活習慣病之所以會增加，都是因為飲食習慣歐美化所致。」

說到頭來，「飲食習慣歐美化」究竟是什麼意思呢？雖然這句話聽起來好像隱約很有說服力，但當日本飲食在歐美掀起風潮時，大家會說這種現象是「飲食習慣東洋化」嗎？事實上，「飲食習慣歐美化」的真相並不明朗，我認為這是一種很粗暴的概念。

「飲食習慣歐美化是導致生活習慣病的要因」，這句話至少從我剛開始當醫師的二十世紀末起就廣為流傳。在學會演講的投影片上，麥當勞、肯德基等速食都被千夫所指當成是重大戰犯。不過，即使是在這樣的場合中，大家指責的目標是美國的飲食文化，一點都看不見歐洲的影子。

那麼，在這二十五年內，日本的飲食習慣究竟是更往歐美靠攏了呢？還是離歐美更遠了呢？這個問題相信沒有人能回答得出來，因為根本就沒有數據可供參考。

舉例來說，似乎有些人認為飲食中的脂質攝取比例增加，就可以當作是飲食習慣歐美化的指標，但如果是這樣，最近二十五年來日本的飲食習慣可說是離歐美更遠了。因為日本人的脂質攝取比例僅有些許下滑，基本上變動情形非常平緩。

儘管如此，在這段期間內罹患糖尿病的患者數量卻持續增加，因此「飲食習慣歐美化是導致生活習慣病的要因」這句話，其實可以拋諸九霄雲外了。

飲食習慣歐美化會對健康造成危害的概念，其實算是一種麻醉劑。因為大家都有「日本食物＝和食」是極其健康的觀念，這樣的想法能帶給全體日本人無限的快樂。

就連醫療界人士也是一樣。以具體的數字呈現飲食習慣歐美化的概念、調查數值變動與各種生活習慣病的發病機率、或發病機率的變動等關聯，本來應該是醫療從業人員必須深入探討的問題，但大家都不願意去做，只因為這樣的概念令人備感愉快就盲目地接受，而且還站在專家的立場向大眾提倡推廣，這就是日本醫療界的現況。

不曉得大家有沒有聽說過「沖繩危機」呢？當初沖繩歸還日本時，是平均壽命最長的地區，但是到了二十世紀末橫跨二十一世紀時，平均壽命排名（尤其是男性）卻落後了許多，這個現象就是所謂的沖繩危機。

有許多醫療從業人員都推測，這可能是因為沖繩是全日本最受美國（飲食）文化薰陶的地區，由於脂質攝取量較多，壽命排名才會大幅落後。

可是，仔細調查後發現，沖繩在剛歸還日本時的脂質攝取比例較高，隨著平均壽命降低、脂質攝取比例也跟著降低，現在反而是碳水化合物攝取的比例提高了。雖然這份數據並沒有寫成論文，不過已經在二〇一五年的日本糖尿病學會的學術集會中公開發布。因此事實上是隨著脂質攝取的比例下降，沖繩縣的平均壽命排名也跟著下降了。

雖然推崇和食並不是一件壞事，我自己也認為日本的飲食文化相當值得驕傲。但要是身為醫療從業人員卻不在乎科學實證、對事實避重就輕，那麼醫學的未來將不堪一擊。

現在全世界各地的人們都追求互相交流、貨物也都互相流通，包含飲食文化等各種層面當然也都日益邁向全球化的腳步。在歐美也有越來越多的日式餐廳、中華餐廳等，但這並不代表歐美的飲食習慣東洋化，而可視為全球化的一環。

不必踏出國門就可以享受到全世界各地的美味餐飲，真是一件令人滿心喜悅的事。無須刻意比較各國的飲食文化孰優孰劣，我們該思考的應該是哪些國家的飲食文化對健康更有幫助。而減醣飲食正是其中之一。

此外，和食也有著鹽分較多、脂質較少的缺點。我認為這樣的飲食習慣，正是容易出現高血壓、腦出血，明明身材不胖卻容易罹患糖尿病的原因之一。

只要能掌握缺點，就可以留意自己的飲食方式並進行改善，因此最重要的就是必須具備正確的知識。請大家不要隨便被「飲食習慣歐美化＝十惡不赦」的言語所蒙蔽，不妨放開心胸享受萬千世界的各種飲食，同時讓自己變得更健康吧！

忽視醣類疲勞，會引發一連串的疾病

就算吃很多高醣食物，也不一定會出現症狀

以現代來說，本來就將高醣餐點推崇為營養均衡的飲食，再加上在忙碌的日常生活中，大家總是容易不知不覺就傾向選擇輕鬆方便的食物，更容易偏重於醣類的攝取——堪稱是身處於「不得不攝取過多醣類」的環境。不過，醣類疲勞不只是會造成疲勞感、使工作表現變差，還會引起各式各樣的生活習慣病，這是不爭的事實。

接下來我將告訴大家醣類疲勞可能會帶來的疾病，透過本篇文章，希望

大家能重新檢視目前醣類攝取過多的現況。

健康檢查時，若空腹血糖超過一一〇mg/dl，就會被診斷為罹患糖尿病或糖尿病前期。**不過，在正式患病的十年前起，其實就已經會開始出現用餐後高血糖、血糖震盪的現象了**。正如第一章所述，本書將用餐後高血糖與血糖震盪所引起的種種症狀，一併稱為「醣類疲勞」。

雖然如此，上述症狀卻是因人而異，有些人會感到想睡、倦怠，有些人則是感到飢餓，又有些人則會察覺到自己注意力無法集中、工作表現變差。

事實上，也有些人雖然醣類疲勞，卻沒有出現任何自覺症狀。

有些血糖狀況不佳的糖尿病患者，在我的指導下採用減醣飲食，血糖值情況好轉後才驚覺，以往其實都有產生疲勞感。這樣的人就算在健康檢查中被檢查出患有嚴重的糖尿病，自己卻毫無自覺症狀。等到血糖值好轉後，才察覺到以往的疲憊感正是醣類食物所引起。

醣類疲勞會逐漸演變成慢性症狀，當身體已經習慣處於不佳的狀態，就不會察覺到不適，一旦開始改變飲食方式，才會驚覺到「最近我的工作表現又恢復得像以往一樣亮眼」。換句話說，當醣類疲勞出現症狀時未必能自行察覺。

我自己曾在做志工時參與免費血糖測試活動。當時測試了大家的用餐後血糖值，約有三分之二的民眾用餐後血糖值超過一四〇 mg/dl。當時我就懷疑這或許就是醣類疲勞真正的發生頻率。

發生用餐後高血糖與血糖震盪後，未來就會有各種疾病與不適等待著你。例如從肥胖、高血壓、高血脂症、脂肪肝等，再惡化為心臟病與癌症等，也可能從糖尿病轉為失明與失智症。

各種疾病一旦像這樣產生惡性循環，我們就稱之為「代謝症候群骨牌效應」。

每兩人中，就有一人醣類疲勞

接下來，我要說明代謝症候群的骨牌一旦倒下，後續會接連發生哪些事。在這之前希望大家要知道，醣類疲勞對每個人而言都是近在身邊的威脅。即使是沒有察覺到自己已產生醣類疲勞症狀者，也可能已經察覺到自己有肥胖、代謝症候群等問題。事實上，肥胖、代謝症候群與醣類疲勞，都是因同樣的機制而引起。

有報告指出，在中國每兩位成人就有一人出現用餐後高血糖的問題[48]。我想日本人應該也差不多（編按：由於飲食文化相近，台灣人也有類似的問題）。因為根本的原因在於，東亞人的胰島素分泌量原本就比歐美人來得低（分泌速度也比較慢）[34][35]。這代表什麼意思呢？**那就是東亞人即使身材不胖，也很容易高血糖**。

歐美人的身體能分泌出大量的胰島素，讓脂肪細胞吸收血管內的葡萄糖，因此不容易呈現出血糖異常的情形。因此，歐美人比亞洲人更容易出現高度肥胖的情形。歐美人常見的高度肥胖，在胰島素分泌較少的亞洲人身上則呈現為醣類疲勞的型態，這樣想或許比較容易理解。不過，兩者的成因皆為醣類攝取過量[49]。

也許很多人誤以為代謝症候群是屬於肥胖者的疾病，與自己毫無關聯，不過，事實上只有日本將肥胖（內臟脂肪堆積）認定為代謝症候群的必要條件之一[50]。放眼世界各國，即使患者並不肥胖，只要血糖、血壓與脂質出現異常，就會被診斷為代謝症候群。

中年男性因為生活習慣病而前往就醫的十年前，若感覺到腹部周圍變胖（即使整體還不到肥胖的程度），其實在這個階段就已經發生醣類疲勞了。

此外，有些女性為了瘦身而努力限制熱量攝取，體型卻毫無改變，也可能是陷入了醣類疲勞。

每兩位成人之中，就可能有一位已經陷入醣類疲勞。請大家一定要將這點銘記在心，繼續閱讀接下來的代謝症候群骨牌效應說明。我盡量將學術知識說得淺顯易懂，請大家跟著我的腳步繼續閱讀。

一旦產生代謝症候群，身體就會如同骨牌效應般出現各種症狀

以醣類疲勞為首的骨牌效應（在此稱為代謝症候群骨牌效應），正如頁一〇一的圖示，最後會演變為慢性病，更有可能惡化成危及性命的重大疾病[49][50]。

在金字塔最上方的是醣類攝取過量，會引發用餐後高血糖，也就是醣類疲勞。

接著，左側是血糖異常後的病程，右側則是血糖以外出現異常的病程。

不過，這並不代表著進入右側流程的人並不會罹患糖尿病。基本上糖尿病患者

也會罹患右側的疾病。雖然每個人會先從哪一側開始發病，可能是體質的影響，不過大多數都不會只罹患某一側的疾病，也就是說兩側的骨牌到最後都會傾倒。

促使這些骨牌加速坍塌的原因，就在於本書頁六五至六七介紹過的「糖化壓力」及「氧化壓力」。請大家記住，**「糖化壓力」是由穩定的高血糖而產生；「氧化壓力」則是由血糖的劇烈變動（血糖不穩定）而產生**。醣類疲勞會促使這兩種壓力的產生，這兩種壓力又會互相造成惡性循環。

在左頁骨牌效應中段出現的「大血管病變」，是在大血管中產生的動脈硬化，會使大腦、心臟與雙腳出現病變。

而「小血管病變」則是在微血管中出現的病變，會使腎臟、雙眼與神經產生病變。糖尿病腎病變、糖尿病視網膜病變與糖尿病神經病變是糖尿病的三大併發症，每一種病變都是足以獨立寫在醫學教科書上的重大疾病。

在本書的前言中我曾說明，醣類疲勞是可逆的，但一旦演變為疾病就不

引發各種疾病的「代謝症候群骨牌效應」

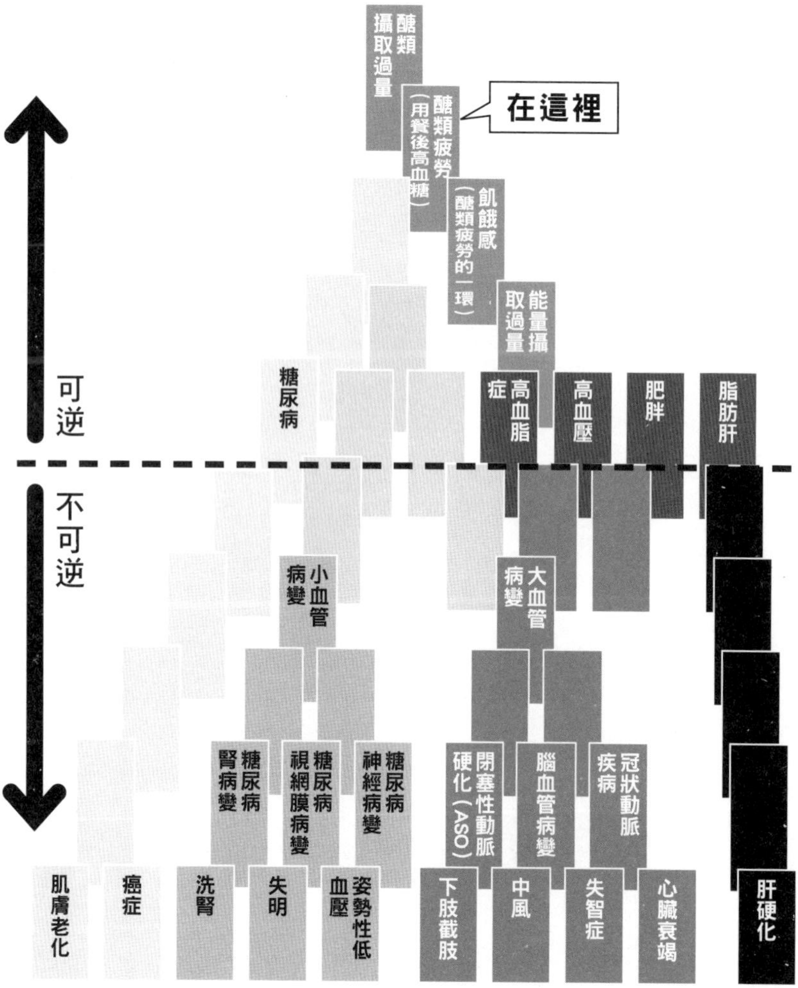

資料來源：伊藤裕，取自日本臨床 2003,61,1837-1843，依據 JAMA Intern Med 2018,178,1098-1103 改寫而成

可逆了。若是引發腦中風、心肌梗塞，已經死亡的腦細胞與心臟細胞無法死而復生；萬一惡化至失明或洗腎，眼睛或腎臟也不可能恢復成原本的狀態（只能透過移植腎臟的方式擺脫洗腎）。就算沒有到失明或洗腎的嚴重程度，在骨牌坍塌的中段就有糖尿病、高血壓、高血脂症、脂肪肝等種種疾病，希望大家一定要銘記在心。

有些人進入中高齡後，就會開始前往各大診間領取各種藥物，明明沒有罹患失智症，卻已經弄不清楚該服用哪些藥。

同時服用五種以上藥物的情形，我們稱為「多重用藥」，這種情況絕不罕見。由於同時併用許多藥物，身體很可能會發生無法預測的有害影響。

如果是多重用藥的患者，光是被診斷出患有好幾種疾病，就已經是處於骨牌效應圖表的中後階段。這麼一來，除了醫療費用高昂之外，在工作與家庭的忙碌生活中還必須頻繁前往醫療院所求診，想必會逐漸失去自己的時間。

不過，在面臨這樣的狀態前，如果還身處於骨牌效應的最上方，這個階段尚且可以逆轉，也就是比較容易對付的「醣類疲勞」。

然而，若是沒有自覺到醣類疲勞，中後階段的各種疾病總有一天會找上門來，堪稱是與每個人都切身相關。現在這個階段，未來還是可以逆轉。趁現在改變飲食生活，就能讓骨牌不至於開始傾倒。關於改變飲食的詳細內容，請參考第三章。

二十歲以上者，每兩人就有一人醣類疲勞？

頁一〇一圖示的左側病程（黑字），是與血糖異常相關的疾病。在日本，究竟多少人有血糖異常的問題呢？

根據日本厚生勞動省所做的國民健康營養調查顯示，日本被診斷為血糖異常（糖尿病或糖尿病前期）的人口約有兩千萬人。換句話說，每六位日本國民中，就有一位血糖異常。如果只論四十歲以上的人，則是每三到四人之中就有一人血糖異常。（編按：根據國家衛生研究院最新研究，台灣約有二十二萬人不知自己罹患糖尿病，約二十%的民眾有空腹血糖異常而不自知，而全台罹患糖尿病人數已達二百五十萬人。）

所謂的「糖尿病、糖尿病前期」，正確來說應該是「非常有可能患有糖尿病者」，以及「不是不可能患有糖尿病者」。這兩者的基準如下：

- 非常有可能患有糖尿病者——空腹時血糖值一二六 mg/dl 以上、用餐後血糖值二〇〇 mg/dl 以上、糖化血色素六．五以上。
- 不是不可能患有糖尿病者——空腹時血糖值一一〇至一二五 mg/dl 以上、用餐後血糖值一四〇至一九九 mg/dl 以上、糖化血色素六以上、未達六．五。

目前日本的糖尿病前期人數約有一千萬人、糖尿病約有一千萬人，總共多達兩千萬人。不過，上述的數字頂多只是空腹血糖值出現異常的人數而已。

雖然學術資料上並沒有正確估算患有醣類疲勞（用餐後高血糖）的人數，不過正如我先前所述，有數據顯示，每兩位成人中就有一人有醣類疲勞[48]。

另一方面，糖尿病分為兩種，一種是胰島素分泌細胞受到破壞，在短期間內完全無法分泌出胰島素的第一型糖尿病，還有一種是雖然還能分泌胰島素，但可能分泌量不足、或胰島素功能降低的第二型糖尿病。此外雖然還有因為一些特殊機制所引起的其他型糖尿病，不過有九十五%的日本人都屬於第二型糖尿病。

本書中所述的糖尿病，若是沒有特別指名，基本上都是指第二型糖尿病。

跟歐美人士截然不同的是，患有血糖異常的日本人大部分都不肥胖。出現糖尿病症狀的日本人，其ＢＭＩ值（身體質量指數）平均為二十四．四[52]，而日本的標準是要超過二十五才算是肥胖。「血糖異常＝肥胖人士才會得的病」，這種以偏概全的印象並不能套用在日本的現況。

先前也提過很多次，原因就在於日本人的胰島素分泌能力本來就比較弱。容我再強調一次，歐美人的肥胖與日本人的醣類疲勞，同樣都是因為醣類攝取過量的緣故。

因為歐美人士的胰島素分泌能力本來就比較高，就算攝取了大量醣類，身體也會自動分泌出大量的胰島素，藉由胰島素將醣類吸收至脂肪細胞，變得越來越肥胖。變胖後，脂肪細胞分泌出的荷爾蒙（稱為脂肪細胞素）又會對胰島素的作用造成阻礙，於是造成血糖異常。

反之，胰島素分泌能力較弱的日本人，只要攝取了一定程度的醣類後，胰島素的分泌速度就會開始追不上攝取醣類的速度，在變胖之前，血液中就會充滿醣分，演變為高血糖。如果是醣類疲勞的人，可能會有無論再怎麼努力都還是無法瘦下來的經驗，這種人只要稍微改善用餐後高血糖的情形，便能使胰島素盡可能繼續分泌，發揮功用。

長期處於用餐後高血糖，最終演變為糖尿病的關鍵就在於「糖毒性」，高血糖本身就會使胰島素減少分泌，減弱胰島素的效能，讓高血糖陷入惡性循環。如果只是短期內，還有可能逆轉這個現象，但若是長期（以年為單位）就無法逆轉了。

而且，肝臟製造出的葡萄糖也會增加至一天兩百五十克左右（健康的人約一天一百五十克）[53]，使高血糖狀態變成常態。換句話說，不只是用餐後而已，就連還沒吃早餐前就已經是高血糖。一般而言在這種狀態下，不出幾年就會罹患糖尿病。

當糖尿病越來越嚴重後，就不太可能回到過去可痊癒的狀態。正因如此，一定要趁著還在醣類疲勞的階段就開始著手改善。

一旦罹患糖尿病之後，為了預防併發症（大血管病變與小血管病變），通常都會進行控制血糖的治療。不過，由於身體已經有糖毒性，無法只靠飲食與運動療法順利改善，必須配合好幾種藥物一起治療。

吃太多醣，容易引發其他疾病

目前還處於醣類疲勞的各位，我希望大家要擁有一個概念，那就是「投資自己的健康」，即減少醣類、攝取蛋白質與優質脂質的「寬鬆減醣」飲食方式，相較於以醣類為主的飲食，餐費似乎會比較高，這也是常為人詬病的一點。

減醣飲食的餐費確實會比較高。因為以醣類為主的食品可以輕易在常溫環境中長時間保存，也能以低廉的價格販售給大眾。而富含蛋白質與脂質的食品則必須冷藏保存，費用當然會比醣類來得高。

不過，以健康的觀點來看，這些成本其實都可以想成是對自己的投資（對健康的投資），而且我認為投資報酬率很高。因為一旦血糖異常、必須採用藥物治療，或是發生了併發症（大血管病變與小血管病變）之後，在健康上就需要付出高昂代價。

目前，每位糖尿病患者一年的治療費用約四到十三萬日圓（自己負擔三成左右），而且醫師指導的飲食與運動治療的費用都必須自行負擔，再加上還要預防中風、心臟病、失明等併發症，治療費用又會變得更加高昂。每一次的治療都會花上將近十五萬日圓，還需要治療好幾次，計算下來費用相當驚人。（編按：台灣雖有全民健保，但每年的醫療費用總額都超支，據二〇二〇年的統計，當年費用支出第一名是急性腎衰竭及慢性腎臟疾病，第二名就是糖尿病。若後續因糖尿病罹患其他疾病，費用支出更是可觀。）

此外，最近有許多企業都在致力於推動健康經營。因為要是員工不健康，工作狀態不佳所造成的損失（勉強出勤），據說比員工因病請假早退所造成的損失（曠職）還要巨大。所以，因醣類疲勞而表現不佳的上班族，更必須好好維持健康飲食。不只是個人的醫療費用，考量到整個社會的生產性，花一定程度的金額投資在能促進健康的飲食上，更能提升工作效率，也能助益自己的薪資成長。

值得慶幸的是，最近許多便利商店與超市都推出減醣食品。市面上的「減醣食品」，數量已經超過一千種。事實上，減醣飲食並不需要購買特別的產品，或是特地去某間餐廳享用，而是人人皆可落實在生活中的飲食型態。

糖尿病只是開始，還會出現各種併發症

在頁一〇一的代謝症候群骨牌效應圖中，可看到右側流程是肥胖、高血壓、高血脂症等疾病。由於我是糖尿病專科醫師，因此想提醒各位，一旦罹患上述疾病，就會耗費高昂的治療費用。

舉例來說，若是使用注射型的降膽固醇藥物（名為PCSK-9抑制劑的特殊治療用藥），每個月就必須自行負擔一萬四千日圓以上的費用。有些人甚至得注射好幾年，可以想見費用負擔非常龐大。（編按：目前台灣的PCSK9抑

制劑屬於第三線藥物，和日本一樣須自費，兩週注射一次，用藥相對簡易方便，但每次費用約八千多元，長期下來花費也很可觀。）

我在前文中也提到，**一旦罹患糖尿病，基本上不可能痊癒。代謝症候群骨牌效應只要發展到一定程度，就無法逆轉骨牌傾倒的態勢**。因此，我們必須盡快（骨牌還在根源的階段）阻止骨牌傾倒。

若能在醣類疲勞的階段就改變飲食生活，就能阻止代謝症候群骨牌效應的傾倒，甚至還可能成功逆轉。若在健康檢查中被醫師警告「雖然還無須治療、但必須持續觀察」，到了隔年卻一切正常、不用再觀察時，想必大家就能親身感受到逆轉骨牌的成效了。

Chapter 3

任何人都能嘗試，不用戒美食的減醣飲食法

開始減醣飲食後，我瘦了八公斤

只要控制醣分，依然能享受美食

從前（二〇〇六至二〇〇七年）的我雖然是一名糖尿病專科醫師，但體重比現在重八公斤，吃了鐵路便當後血糖值會飆高到二〇八 mg/dl，血壓也會逼近一四〇／九十 mmHg，隨時都有可能會被宣告罹患糖尿病或高血壓。

當時我知道自己非減重不可，就依照自己的方式限制熱量攝取，雖然體重有稍微減少，但感覺非常痛苦，每到半夜就大啖冰淇淋，於是又再度復胖。

而且，當時我每天中午都是吃蕎麥涼麵果腹，下午看診時總是受到強烈的睡意侵襲。

可是，當我從二〇〇九年開始進行寬鬆的限醣，也就是減醣飲食後，現在我一直維持著二十歲時的體重，血壓方面甚至還將收縮壓控制在一〇〇mmHg以內，下午也不再感到想睡。我每天都吃很飽，工作效率及體重都很正常。當然，我每天都還是會享受十克以內的醣類點心，半夜再也不會有暴吃冰淇淋的衝動。

這並不只是我個人的經驗而已。曾接受過減醣飲食指導的患者們過了十年後，也幾乎都沒有復胖（當然還是有幾位例外的患者），數據顯示這樣的飲食方式能長久又安全地改善血糖值。

沒有任何一種飲食方式可以如上述，有效又安全地改善血糖。舉例來說，有一篇以日本人為對象的論文，其內容是研究熱量限制飲食法，結果顯示經過三年後，幾乎所有人都復胖了（整體研究對象的體重，比開始限制熱量前更重）[54]。

此外，在比較極端與寬鬆限醣的隨機對照試驗中也可以看出，寬鬆的限醣在試驗期間的十週內都能持續改善體重，而極端的限醣雖然在前六週內可以改善體重，但過了第六週後就徹底復胖了[55]。

事實上，也有觀察研究資料顯示，因復胖而使體重搖擺不定（這稱之為溜溜球效應、溜溜球型節食），死亡率會比較高[56]。

所以，我可以很有自信地建議大家採用「減醣」飲食。因為減醣具有理論與科學根據，而且是可以維持十年，並落實在生活中的飲食方式。

所謂的「減醣」，指的是在飲食中減少醣類的攝取。不過，**我建議大家採用的是寬鬆的限醣飲食法**，**並不是完全不攝取醣類的極端飲食限制**。對於大多數會感覺到醣類疲勞的人而言，這正是最合適的醣類攝取量。減醣飲食的七個規則如下：

規則❶ 一天攝取的醣分要控制在七十到一百三十克之內（一餐二十到四十克×三次，以及點心十克）。
規則❷ 吃到肚子感覺很飽為止。
規則❸ 不用在意熱量。
規則❹ 確實攝取蛋白質、脂質與膳食纖維。
規則❺ 不需要在意醣類、蛋白質與脂質之間的比例平衡。
規則❻ 千萬別將目標放在完全不吃醣，別對自己太過嚴格。
規則❼ 進食速度不要太快，碳水要放最後吃。

減少脂質攝取，反而讓血糖升高？

減醣飲食是一種好處很多的飲食方式，讓人不禁直呼「世上怎麼可能會有這麼好的事！」這種飲食方式顧名思義雖是「寬鬆的醣類限制」，但除了寬鬆限制醣類攝取之外，重點其實在於「大量攝取脂質與蛋白質」、「吃到感覺很飽為止」。

在介紹具體的飲食方式前，每當我告訴大家上述內容時，對方聽到可以「大量攝取脂質與蛋白質」時都會眼睛一亮，所以現在我就要先從這一點開始說起。

有些人為了控制身材不發胖、同時預防生活習慣病，習慣將油脂（脂質）當作健康大敵，平時盡量不攝取油脂。

不過，這是受到舊觀念的侷限所致。「脂質攝取過量對身體不好」是在一九五〇到一九七〇年代提倡的觀念。因為當時有研究報告顯示，大量攝取脂質的國家有比較多的心臟病患者。

多餘的脂質會透過血液流經全身，引起高血脂症，被脂肪細胞吸收後就會導致肥胖，若是附著於血管則會引起動脈硬化，最後演變為心肌梗塞或腦中風等可能致死的疾病，這的確是一目了然又容易理解的概念。

可是，當我們實際進行隨機對照試驗，將減少攝取脂質、熱量限制等飲食方式分為三組，檢測這些飲食方式實際上對減輕體重究竟有無效果時，發現這種（脂質限制＋熱量限制）飲食方式的減重效果最差，進行熱量限制並積極攝取脂質的組別，瘦身效果還比較好。**實驗結果顯示，寬鬆的醣類限制，最能減輕體重**（**醣類攝取與減醣飲食一樣是一天一百二十克**）。此外，進行寬鬆醣類限制的組別，一天當中熱量、脂質與蛋白質的攝取量都沒有上限[58]。

這篇研究論文正是讓我開始提倡減醣飲食的契機，但二〇〇八年這項研究發表時，沒有一個人能說明究竟為什麼會出現這樣的研究結果。

不過，到了二〇一三年時，就已經出現了好幾個研究結果可說明減重運作的機制。研究報告指出，當人們減少攝取脂質時，一天的熱量消耗會降低至三百大卡左右；但若是攝取大量的蛋白質與脂質，身體中製造飽足感的荷爾蒙數值就會升高，當此荷爾蒙長期分泌，帶來空腹感的荷爾蒙數值便會降低，不再大量分泌[59]。

控制油脂攝取的飲食方式在最近五十年內，都一直被信奉為健康的不二法門，但到了二〇〇八年已經證實，這麼做事實上一點意義也沒有。

不過遺憾的是，時至今日尚有非常多醫療從業人士還沒有掌握這個概念（上述檢證脂質限制飲食意義的隨機對照試驗結果）。也因為如此，直到現在還是有些醫療從業人員在推崇脂質限制的飲食方式。請大家千萬不要再侷限於二十世紀的營養學概念了。

順帶一提，有一項在二〇〇六年進行的五萬人大規模隨機對照試驗結果指出，以整體來看，限制脂質的飲食，完全無法預防動脈硬化[60]。不僅如此，儘管當時並沒有強調這個研究結果，不過到了二〇一七年再次分析的結果顯示，**在研究當下，已經有心臟病患者在進行脂質限制後，心臟病再次發作的機率明顯上升、死亡率也提升了**[61]。

另一方面，報告中也指出原本就有糖尿病的人（也就是曾經歷過醣類疲勞的人），在進行脂質限制後血糖值又變得更高了[62]。讓人不禁擔心脂質限制飲食可能會助長醣類疲勞，讓病情惡化得更快。

經過二〇一七年的研究與分析，希望大家都能了解到限制脂質攝取的飲食不僅毫無意義，而且對某些人來說有風險，請大家務必要以新的觀念看待脂質限制。

實驗證明，少吃動物性脂肪，死亡率反而上升

似乎有些人會認為脂質的品質也是關鍵所在。大多數這樣想的人，通常都認為動物性脂肪＝飽和脂肪酸。不過，澳洲雪梨的研究團體在二〇一三年發表了一篇論文，內容顯示如果人們刻意限制攝取動物性脂肪（飽和脂肪酸），會使死亡率上升[43]。

在這樣的前提下，某雜誌在二〇一四年六月出版的刊物封面上，打上大大的「Eat Butter」（吃奶油）作為大標。這正是在全世界兩百個國家發行、擁有兩千萬名讀者的英語新聞性雜誌《時代雜誌》[63]。

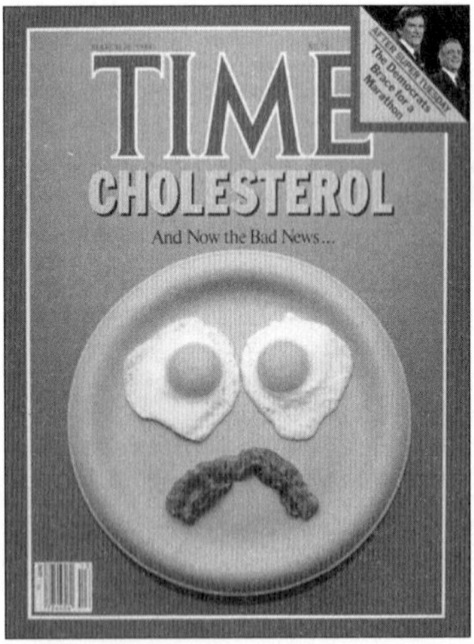

1980 年代的《時代雜誌》。

這本特集告訴大家，二十世紀以來的脂質限制概念其實大錯特錯。到了二○一六年，美國明尼蘇達的研究團體也發表了內容幾乎一模一樣的論文[44]。

順帶一提，也有論文指出「日本人攝取越多動物性脂肪，越不容易罹患腦中風」[64]。正因為是觀察研究層級的論文，我們可以得知限制飽和脂肪酸的攝取絕非正確觀念。那些提倡應該限制飽和脂肪酸攝取的人，究竟是以什麼為根據做出這種發言，我認為應該要拿出更多科學根據才對。

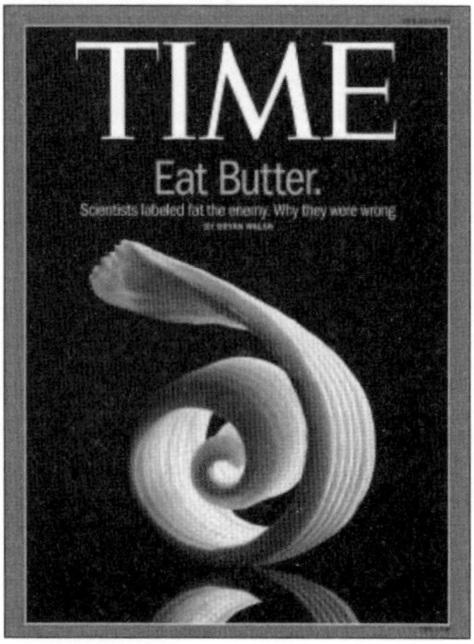

2014 年的《時代雜誌》。

「少吃蛋」無法降低膽固醇

前文提到了《時代雜誌》的報導，不過該雜誌在一九八〇年代也曾發行過一本特集，提倡大家應該少吃蛋與奶油[45]。因為當時認為除了飽和脂肪酸（奶油）之外，人們也應該限制膽固醇（蛋）的攝取。我想應該很多人都曾聽說過「蛋最好一天吃一顆就好」的說法吧？

不過，以現在的飲食攝取基準而言，並沒有針對這些食品中的膽固醇設定攝取上限。**因為一旦減少膽固醇的攝取量，肝臟就會自行合成膽固醇釋放至血液中補足；若是增加膽固醇的攝取量，肝臟就會停止合成膽固醇**。

有報告指出，根據不同的飲食方式當然也會對膽固醇有些許影響。（我之所以建議患有高膽固醇血症的患者積極攝取核桃、堅果與黃豆，正是因為這份數據的緣故。患者經過減醣飲食後也能改善血糖，我在論文中發表過。）[65]。

不過，無論是哪一種方法，都沒有隨機對照試驗可以證明，飲食可長達好幾年改變膽固醇、改善高膽固醇血症，甚至沒有論文證明飲食方式可以預防心臟病與腦中風。

重點是，我們現在只能確認短期且表面的效果而已。若罹患高膽固醇血症，又想讓膽固醇數值減少五十 mg/dl 以上，其實用藥物療法比較容易達成這個目標。而且，已經有隨機對照試驗證明這些藥物療法（Statins，使他汀類藥物）能有效預防心臟病等動脈硬化的疾病[66][67]。

此外，在一項隨機對照試驗中，將人們區分為吃下完整的蛋以及不吃蛋黃的組別，結果顯示，兩個組別的膽固醇數值幾乎毫無差異，但吃下完整的蛋的組別對於糖的代謝能力更好[68]。我強調過很多次了，減少飲食中膽固醇的攝取，無法降低血液中的膽固醇數值，對於預防動脈硬化也毫無意義。

比起米飯，「肉類」與「奶油」更能提升飽足感

另一方面，似乎有些人根深柢固地認為沒吃飯就沒有飽足感。**不過，從科學的角度來看，肉與奶油才能帶來極佳的飽足感。**

只要吃下大量脂質與蛋白質，屬於腸道荷爾蒙的「類升糖素胜肽-1」（GLP-1）、「多肽YY」（PYY）就會增加分泌，刺激飽食中樞，告訴自己「肚子好飽沒辦法再繼續吃了！」[17][59]。即使提升脂質攝取的比例，要使熱量超標而變胖也是一件極為困難的事。

此外，蛋白質與脂質可以長時間抑制會帶來空腹感的荷爾蒙「飢餓荷爾蒙」，所以能長久維持飽足感。反之，醣類抑制飢餓荷爾蒙的效果比較弱，因此就算已經吃得很飽，還是很容易感覺飢餓[59][69]。

若是在減重時想要預防吃太多，與其減少攝取脂質，不如改成確實攝取，

會更容易達到目標。

加入「美乃滋」，讓血糖不易上升

不僅如此，從預防醣類疲勞（用餐後高血糖）的觀點來看，攝取脂質也至關緊要。

在一項針對攝取四種不同餐點內容，觀察用餐後血糖變動的研究指出，只吃白飯、攝取三百大卡左右的飲食最容易使血糖上升，其次是吃同分量白飯再加上豆腐與蛋（蛋白質），共四百大卡的飲食，接下來是加入美乃滋（脂質）共五百大卡的飲食，而最不容易使血糖上升的餐點，則是再加入菠菜等膳食纖維，共六百大卡的飲食。

在這次實驗中，**最明顯能抑制血糖上升的食物，是加入美乃滋的餐點**。

這項研究中仔細解釋了血糖變動的機制，最主要的原因就是人體攝取油脂會使GIP（葡萄糖依賴性促胰島素多肽）的分泌增加[11]。

GIP與先前提到的類升糖素胜肽-1（GLP-1），並稱為腸道荷爾蒙（腸泌素）。前文已提過數次腸道荷爾蒙，顧名思義就是腸道中分泌出的荷爾蒙，能提升胰島素的分泌。

不過，這些荷爾蒙雖然能使胰島素分泌，卻不會引起低血糖（胰島素分泌過多所引起的現象）。因為葡萄糖依賴性促胰島素多肽唯有在血糖較高時，才會促進胰島素的分泌。

而且，儘管大家可能會擔心胰島素分泌會引起肥胖（由於脂肪細胞會吸收熱量），不過讓糖尿病患者們試著注射這些荷爾蒙後，除了能提升飽足感，也能連帶治療肥胖的問題。

最近甚至就連沒有罹患糖尿病的人，也可以利用這些荷爾蒙針劑（不適用於保險，必須自費）治療肥胖，因此全世界的針劑變得非常稀缺，逐漸演變為社會問題。由此可見，這些荷爾蒙針劑改善肥胖的效果就是如此優異。

攝取蛋白質後身體會分泌出類升糖素胜肽-1（GLP-1），攝取脂質後身體會分泌出GIP，這些腸道荷爾蒙不只能改善醣類疲勞（用餐後高血糖）的問題，還能幫助恢復正常體重（接近二十歲左右的體重）。

飯與麵包都可吃！寬鬆的減醣飲食法

每天最多可吃一百三十克的醣

前文提到了攝取脂質與蛋白質的好處，現在就要來詳細說明減醣飲食中的醣分攝取量。

為了預防並解決醣類疲勞，究竟應該攝取多少醣類才算恰當呢？

在全身的細胞中，只有大腦與紅血球無法將脂質當作能量，幾乎只能利用醣類才能活動，而大腦與紅血球一天約需一百三十克左右的醣類[70][71]。於是我將這個數字訂為醣類攝取的上限（與美國糖尿病學會的定義一致）。即使身體不會分泌出大量的胰島素，這也是身體能徹底處理的分量。

假設一天三餐，每天攝取醣類不超過一百三十克，除以三就是約四十三．三克。將個位數四捨五入後，我們每餐可以攝取最多四十克的醣類。

由於這是為了預防用餐後血糖值急速上升，若是一次就吃完全部的分量就毫無意義。請大家至少要分成三次攝取，再加上一天可以吃十克的醣類點心，一天共計不能超過一百三十克。

此外，如果是一天會吃四餐的人，一餐的醣類攝取上限為三十克；一天會吃上五餐的人，一餐的醣類攝取上限則為二十四克。

另一方面，肝臟一天能製造出的醣類分量為一百五十克[53]，就算完全不從食物中攝取醣類，照理來說也很足夠大腦與紅血球使用。但我們真的可以完全不攝取醣類嗎？理論上來說似乎可行，但我們卻刻意不這麼做，而是設定一個醣類攝取的下限。

人類的身體若是一天吃不到五十克的醣，就會開始分解皮下脂肪，在肝臟製造出酮體，提供能量給全身，尤其是大腦使用。

酮體原本是一種幾乎所有細胞都能利用的優秀能量來源，對大腦而言更是比葡萄糖更好的能量。事實上，在治療癲癇等腦部疾病時，就是利用生酮飲食（一天的醣分控制在五十克以下）來治療。最近也有很多人期待生酮飲食能對失智症、巴金森氏症發揮功效。

不過，似乎也有少數人天生就無法妥善利用酮體，有許多病例報告顯示，患者嘗試生酮飲食後發生酮酸血症，甚至意識障礙等症狀[72]。不過，一般而言並沒有身體是否有酮體代謝障礙的檢查。

而且也有報告指出，就算是有癲癇等疾病而必須長期執行生酮飲食者，經過好幾年後也會難以忍受，幾乎所有人都放棄了[73]。

所以，為了避免酮體代謝障礙的情形，同時也要保障自己擁有愉快的飲食生活，我會建議大家還是要攝取一定程度的醣類，讓身體處於不會自行合成酮體的狀態。

假設一天三餐，每天攝取醣類不低於五十克，除以三就是約十六．六克。將個位數四捨五入後，我們每餐必須攝取至少二十克的醣類。

同時，我在本書頁三一也有提到黎明現象（Dawn Phenomenon），這是健康者也會出現的情形，考量到黎明現象的可能性，我們必須將早餐攝取的醣類盡量設定在二十克左右。我與妻子每天的早餐也都是如此。另一方面，晚餐可以借助酒精的力量來調整用餐後的高血糖（也包含用酒來慰勞自己），因此晚餐的醣類攝取量經常會超過四十克（但血糖值並不會上升至一四〇 mg/dl）。

每餐可吃四十克的醣，大約是一個三角飯糰

至於四十克的醣類究竟有多少呢？最容易掌握的應該就是一顆飯糰（煮好的米飯一百克），飯糰的含醣量大約有四十克。換句話說，一餐當中吃半碗

白飯，其餘則用配菜讓自己吃飽，就能達成減醣飲食。

對於平時都吃特大碗白飯的人而言，一下子要減量到只剩半碗或許會覺得很痛苦。如果是這種情形，不妨先將目標放在飯量減半就好。麵包也是一樣，平時都吃兩片吐司的人，就先將醣類壓低到一半，也就是吃一片就好。

不過，減醣飲食可不是將主食減半就好。請大家千萬別忘了，一定要增加配菜，讓自己吃飽。

減醣飲食並不是大家所想像的「以前可以吃的東西都變得不能吃了」，絕對沒有這回事。

減醣飲食只是減少攝取高醣食物，取而代之的是，吃下比以往更多的蛋白質、脂質與膳食纖維，盡情享受飲食樂趣。

如果「先吃一半就好」的策略持續進行，至少局部的身體不適就會有所改善。接下來，請徹底遵循減醣飲食的規則，即「一天吃一百三十克醣分，不必在意熱量，多攝取蛋白質，且脂質吃飽」。既然到了這個階段，應該就有動力執行。因為只要實際嘗試過，很快就會明白這種飲食方式一點也不痛苦。

只要掌握了訣竅，就可以解決醣類疲勞、進一步阻止骨牌傾倒。減醣飲食是打造健康的基石，讓人每天神清氣爽。請大家一定要親身體驗這種感覺。

詳讀營養標示，才能了解食物成分

似乎有些人其實很在意含醣量，卻搞不清楚醣量究竟要怎麼看。我認為這也是很容易在不知不覺中攝取過量醣類、導致醣類疲勞的原因之一。最重要的是，市售商品的營養標示並沒有規定一定要標記含醣量。

我再強調一次，**所謂的醣類指的是排除膳食纖維後的碳水化合物**。雖然有些食品會在營養標示上分別註明醣類與膳食纖維的分量，但大部分食品都沒有註明。如果是這種情況，請將碳水化合物的分量看作是含醣量即可。

由於膳食纖維也是需要積極攝取的營養素，如果可以將膳食纖維與醣類的含量分開標示，肯定是消費者之福。不過，日本消費者廳針對營養標示的規定中並沒有明定一定要標示碳水化合物，醣類與膳食纖維分開標示並非廠商的義務。這是因為以國際的角度來看，膳食纖維的定義與測量方式是最近才出現的標準。

不僅如此，現在的營養標示還有一個問題，那就是像人工甜味劑等不會使血糖上升的甜味劑，也必須計算在醣類當中。因此，有些果凍明明完全不含會使血糖上升的成分，卻必須標示含有〇〇克的醣類。

因為現況如此，我制定了一種名為減醣標章的標示，建議廠商可以貼在產品包裝上，同時也建議廠商在標示旁邊註記減醣量（可以看作是排除人工甜味劑的含醣量）。

在政府尚未推動含醣量標示、在含醣量中排除人工甜味劑重量的現階段，請大家務必要參考上述的減糖標章，並參考包裝上註記的減醣量。

（編按：台灣的營養標示歷經數次修改後，目前規定除符合「得免營養標示之包裝食品規定」的產品以外，其他市售完整包裝食品皆必須有營養標示。標示上要列出蛋白質、脂肪、碳水化合物、維生素等，膳食纖維則可選擇要算在碳水化合物內或另行標示，但兩者的熱量計算方式略有不同，詳細法規可上「衛福部食品藥物管理署」網站查詢。）

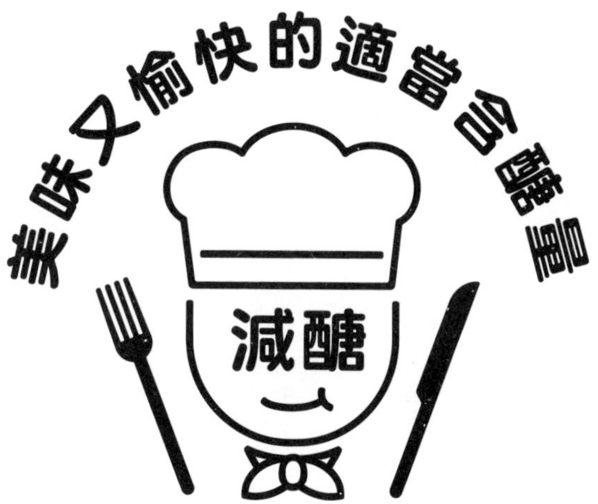

「不必禁吃」速食及甜食的飲食法

速食也可吃，懂得挑選即可

應該有很多人喜歡速食，卻為了健康而不敢常吃吧！其實我也很喜歡速食。儘管速食既美味又方便，卻一直被視為生活習慣病的根源。

現在就一起來思考，究竟要如何在享用美味速食的同時，預防醣類疲勞，同時促進健康、提升日常表現吧！

既然已經有了「醣類減量、充分攝取蛋白質與脂質」的概念，在速食店就知道該如何選擇餐點了。別光想著減量（忍耐），而要意識到增量（提升滿足感），就可以預防醣類疲勞。

首先，請大家記住一般的圓麵包（最簡單的漢堡麵包），其含醣量約為三十克（一顆三角飯糰的含醣量約為三十八克）。

在速食店點餐時，請先選擇一種漢堡就好。不過這樣還遠遠不夠，請再加點餡料（夾在漢堡中的食材），例如「兩份漢堡肉」或「兩份起司」，或兩種都加。

配餐則先跳過薯條，請選擇雞塊取代薯條。其實雞塊要是分量比較多，跟漢堡的含醣量合併計算，很可能會超過四十克，不過就算超過也並不算多。只要注意沾醬與番茄醬的含醣量，通常超過一點，並不會造成用餐後高血糖。**因為攝取蛋白質與脂質可以有效阻止血糖飆高，就算不小心吃太多醣（超過一顆三角飯糰的量），血糖也不會過度上升**。

飲料則可以選擇零卡可樂、無糖咖啡或無糖茶等，配餐也可以不選雞塊，加點沙拉也是不錯的選擇。

此外，炒蛋、火腿蛋、水煮蛋、唐揚炸雞、生菜沙拉等，也都是含醣量低、富含蛋白質與脂質的餐點。點餐時加點上述菜色不僅完全沒問題，我還建議大家可以再多點一些。

在漢堡中加入雙倍漢堡肉與起司後，再加上大量的萵苣、培根蛋，最後再加上美乃滋，若能享用這種能提高滿足感的客製化餐點，就再好也不過了。請大家在符合減醣飲食的原則下，提升餐點的美味程度吧！若能再加入小黃瓜、西洋菜、番茄、香芹等蔬菜，當然也沒問題。

平時喜歡吃炸雞的人，想必也會在速食店裡購買炸雞吧！若是一般的炸雞，一塊的含醣量約為十克（因為炸雞通常會裹上炸粉）。

不妨選擇四塊炸雞與小份的生菜沙拉，或是炸雞店賣的漢堡一個（含醣量三十克左右）加上一塊炸雞，就能將含醣量控制在四十克左右。

擔心血糖而「戒酒」，反而使血糖上升？

至於喜歡喝酒的人，懂得選擇酒的種類也很重要。每當我開始詳細說明關於喝酒的部分時，都會告訴大家從血糖的觀點來看「可以盡情享受喝酒的樂趣」。因為蒸餾酒（燒酒、威士忌、琴酒、伏特加等）的含醣量為零，無論是什麼酒都完全沒問題。

另一方面，釀造酒則含有醣分。以日本酒為例，一合（一百八十毫升）日本酒約有八到九克的醣，因此只要調整主食的醣分，就可以在晚上小酌兩合日本酒。如果要喝啤酒，第一瓶（五百毫升）可以毫無顧忌地享用，第二杯開始不妨就換成Highball（威士忌＋蘇打水）吧！

如果是零醣啤酒，則跟蒸餾酒一樣完全沒問題。至於紅酒，若口感較為辛辣，其含醣量不到一克，半瓶紅酒的含醣量則為五克左右。

不僅如此，對於愛喝酒的人來說還有一個好消息。澳洲的研究員們進行了一項關於酒精與血糖間的研究。

一開始，研究員們檢驗了人們單喝酒精飲品時血糖會如何變化。結果發現，即使都飲用了同樣熱量的酒，啤酒最容易使血糖上升，而紅酒與琴酒幾乎不會對血糖造成任何影響（依含醣量不同、血糖上升的情形也不同，這是預料中的結果）。

接著，研究員們測試的是若飲酒時搭配餐點，血糖值會產生什麼樣的變化。飲酒時若搭配麵包，在各種酒類中，紅酒與琴酒最不容易使血糖上升，這當然也在預期之中，**驚人的是，比起喝水配麵包，喝啤酒配麵包更能有效抑制血糖上升**[74]。

為什麼比起含醣量最高的麵包與啤酒，照理來說白開水的含醣量和紅酒、琴酒一樣，為什麼配麵包反而會使血糖上升呢？關於這一點研究中尚未有明確的答案。我個人認為，這或許是因為肝臟的糖質新生作用（肝臟二十四小時不間斷將葡萄糖釋放至血液的作用）受到抑制的緣故。當然，這也可能是巴克斯（羅馬神話中的酒神）正默默守護著愛酒人士吧！

不過，還是希望大家一定要有適量飲酒的概念。酒精飲料是世界衛生組織WHO認定的致癌物質，無論是何種酒類，純酒精量一天最好不要攝取超過二十克（各國標準皆有不同）。

此外，像是梅酒或加入甜果汁調成的雞尾酒，含醣量都特別多。

酒類頂多只是能將餐點襯托得更加美味的飲料而已。Highball配炸雞或堅果、紅酒配起司或淋上了美味橄欖油的義式生魚片、印度烤餅、爐烤牛肉、生魚片、湯豆腐等等，請在餐桌擺上許多美味佳餚搭配酒類享用。

我在前文中也提到，**單喝啤酒會使血糖上升**。千萬不要為了喝酒而喝酒，請大家記住喝酒是為了突顯出佳餚的美味。

各種調味料的含醣量評比

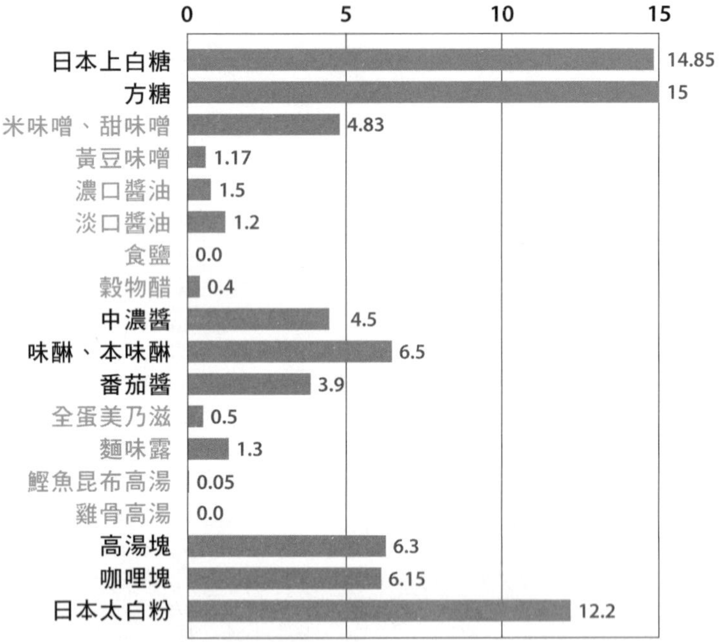
0
5
10
15
日本上白糖
14.85
方糖
15
米味噌、甜味噌
4.83
黃豆味噌
1.17
濃口醬油
1.5
淡口醬油
1.2
食鹽
0.0
穀物醋
0.4
中濃醬
4.5
味醂、本味醂
6.5
番茄醬
3.9
全蛋美乃滋
0.5
麵味露
1.3
鰹魚昆布高湯
0.05
雞骨高湯
0.0
高湯塊
6.3
咖哩塊
6.15
日本太白粉
12.2

各種酒類的含醣量評比

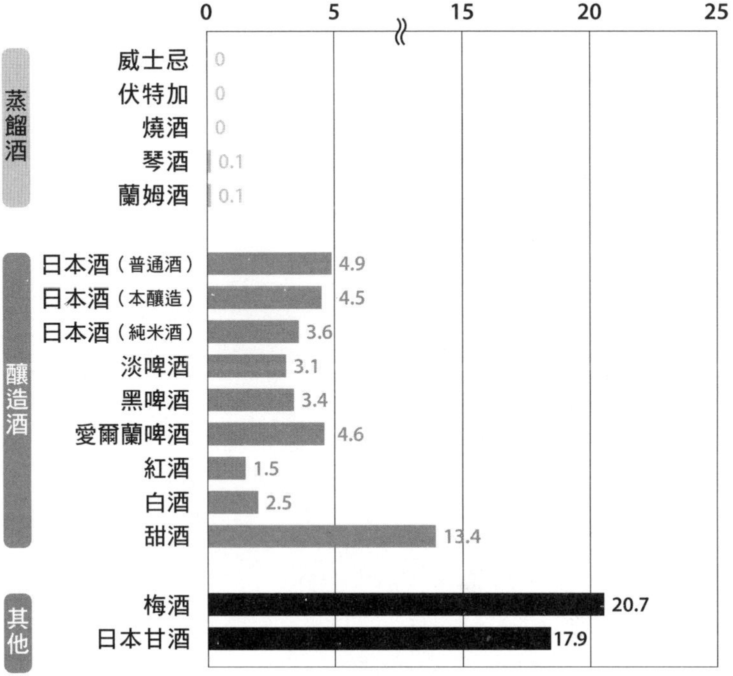
0
5
15
20
25
蒸餾酒
威士忌 0
伏特加 0
燒酒 0
琴酒 0.1
蘭姆酒 0.1
釀造酒
日本酒（普通酒） 4.9
日本酒（本釀造） 4.5
日本酒（純米酒） 3.6
淡啤酒 3.1
黑啤酒 3.4
愛爾蘭啤酒 4.6
紅酒 1.5
白酒 2.5
甜酒 13.4
其他
梅酒 20.7
日本甘酒 17.9

提升大腦功能，一定要吃甜食嗎？

似乎有很多人以為，若要促進大腦健康、提升腦部功能就必須吃「甜食」。原因據說是「腦細胞需要葡萄糖」。

腦細胞主要使用的能量來源確實是醣類沒錯。大腦、脊髓、視網膜等神經組織中的血管，不會讓不必要的物質從血液進入神經組織，也就是所謂的「屏障」功能。這稱之為「血腦屏障」，像是脂質就無法通過血腦屏障進入大腦。

此外，紅血球也只能利用葡萄糖作為能量來源，因為紅血球內並沒有燃燒脂質所需的粒線體（一種細胞內器官）。

大腦與紅血球一天需要消耗的醣分約為一百三十克，無關體型、性別與運動量，身體就是需要這樣的分量[70][71]。

不過，就算沒有真的吃進嘴裡，人體的構造也能自行合成上述分量。肝

臟可以利用各種物質作為原料，一天在血液中釋放出約一百五十克以上的葡萄糖[53]。

儘管對人體而言，醣類是非常重要的能量來源，但拜肝臟所賜，就算我們完全不從嘴裡吃進大腦與紅血球所需的醣分，醣類也不至於不夠用。

話說回來，畢竟「甜食」具有療癒人心的力量，所以我們還是會想吃甜食。相信這樣的人應該很多才是，我自己也一樣很愛吃甜食。雖然如此，若是處於緊張狀態下以及在控制血糖方面，甜食都不會帶來正面的幫助。在精神處於緊張狀態，自律神經中的交感神經會優先發揮作用。

我們現在已經得知，負責掌管交感神經系統的荷爾蒙（兒茶酚胺）會使血糖上升。實際上也有許多來到我門診的商務人士，即使在什麼也沒吃的空腹狀態下，光是出席會議就會使血糖飆升將近五十 mg/dl。

反之，當我們放鬆時是副交感神經在發揮功用。先前已經告訴大家，**GLP-1**與GIP等腸道荷爾蒙可以避免肥胖、抑制血糖上升，其中，**GLP-1**

同時能發揮荷爾蒙的作用，更進一步利用副交感神經系統抑制血糖上升。

因此，若想**預防醣類疲勞**、**恢復活力**，**懂得「放鬆」很重要**。

人工甜味劑可能致癌？

享用甜食是能讓心情放鬆的方式之一。我建議大家可以用人工甜味劑取代一般的糖，享受甜食帶來的樂趣。

應該會有人擔心，人工甜味劑是否會對身體造成壞處呢？根據二〇二三年世界衛生組織（WHO）公布的報告指出：「不建議使用人工甜味劑來減重。」[75]，再加上「WHO」旗下的「國際癌症研究機構」於同年宣布「阿斯巴甜可能對人類致癌」[76]，目前大家都強烈傾向將人工甜味劑視為危險因子。

確實有論文指出人工甜味劑的致癌風險，最有名的是給雄性大老鼠餵食糖精後容易引起癌症的報告。不過，無論是雌性大老鼠或雄性小老鼠，在吃下糖精後並不容易引起癌症[77]。人類就更不用說了，並沒有食用糖精會危害身體的根據。從前美國曾禁止販售糖精，但後來又再度許可販售。

此外，截至二〇二三年關於阿斯巴甜的研究中，頂多是將阿斯巴甜視為和「醃漬物」同樣程度的致癌風險。阿斯巴甜在國際癌症研究機構評估的四組致癌階段中，屬於倒數第二組的「2B」。除了醃漬物之外，蕨菜也屬於同等級的「2B」，而致癌風險最高的「1」則包含吸菸及飲酒等項目。

在現階段仍未有論文明確證實人工甜味劑與人類罹癌的因果關係，因此這樣的疑慮並無根據。因此，我們並不需要過度擔心「攝取人工甜味劑是否會罹癌」的問題。

此外，目前已經廣泛普及的人工甜味劑「赤藻糖醇」，是從水果的發酵食品中萃取出的天然甜味劑，被分類為碳水化合物之一的「糖醇」，而且無熱量。

人體攝取赤藻糖醇後會被小腸吸收，經過血液後直接由尿液排出體外，不會在人體中形成熱量，也不會使血糖上升。美國食品藥物管理局（FDA）與歐洲藥品管理局（EMA）都表示，赤藻糖醇「無須設定攝取上限」，無疑是非常安全的食品。

除了赤藻糖醇之外，還有「阿斯巴甜」、「蔗糖素」以及天然甜味劑「甜菊糖」、「羅漢果糖」等，都是經常使用的人工甜味劑。其中，羅漢果糖與赤藻糖醇一樣沒有被設定攝取上限，不過阿斯巴甜、蔗糖素、安賽蜜等，有被設定攝取上限。**但上限量幾乎等同於一天十五瓶果汁，一般人飲食生活中並不會攝取到這麼多的人工甜味劑，如果只是在日常生活中攝取並不成問題**。

日本經常使用的人工甜味劑，其上限分量標示如下頁。在此以一整個圓形奶油蛋糕為單位，換算出成人一天的攝取上限，由此就能了解到一般人並不可能攝取超過上限。

想吃甜食時，只要善加利用不會使血糖上升的甜味劑即可。如果是人工甜味劑，就無須擔心攝取上限，可以讓人盡情享受甜食帶來的樂趣。

・**阿斯巴甜（甜度為砂糖的一百到兩百倍）**

一天可攝取分量——相當於體重六十公斤的人，可以吃十六個圓形奶油大蛋糕。

・**安賽蜜（甜度為砂糖的兩百倍左右）**

一天可攝取分量——相當於體重六十公斤的人，可以吃六個圓形奶油大蛋糕。

・**蔗糖素（甜度為砂糖的六百倍左右）**

一天可攝取分量——相當於體重六十公斤的人，可以吃十八個圓形奶油大蛋糕。

蛋白質和脂質可預防飢餓，延長飽足感

每當要說明減醣飲食的規則時，我都會告訴大家：「為了避免熱量不足，請一定要吃到感覺很飽為止。」

目前若是BMI指數（身體質量指數）沒有超過肥胖標準（即二十五），就完全不必擔心熱量問題。

我已經說過很多次，只要充分攝取蛋白質與脂質，身體就會增加分泌「類升糖素胜肽-1」（GLP-1）、「葡萄糖依賴性促胰島素多肽」（GIP）及「多肽YY」（PYY）等腸道荷爾蒙，以刺激飽食中樞，讓我們感受到「肚子好飽」，進而攝取適當的熱量[11][13][59]。

不僅如此，蛋白質與脂質提供的飽足感能維持較長的時間。因為比起醣類，蛋白質與脂質能更長久地抑制胃部分泌出的荷爾蒙「飢餓素」，使我們不

易感到飢餓[17][69]。

正因為人體具有這樣的機制，所以不必擔心採用減醣飲食時，發生進食過量的問題。

如同前述，「為了促進健康與美容，最好要限制熱量攝取」，這樣的觀念已經是過去式了。現在我們已經得知，對於延年益壽與抗老化而言，限制熱量攝取可能會造成反效果，若是刻意執行不正確的熱量限制，反而會導致營養不足，本末倒置。請大家從此以後就放心吃飽吧！

另一方面，如果是BMI超過二十五的人，執行減醣飲食也不用太擔心熱量。雖然我無法保證減醣飲食一定能解決肥胖問題，但只要實踐減醣飲食，就一定可以減輕體重[78]。

我有一位糖尿病患者，初診時體重為一百一十五公斤。這位患者在實踐減醣飲食後，在沒有採用藥物療法的情況下，原本顯著的高血糖幾乎恢復到正常值。不過，他的體重仍在一百公斤出頭。他的身高約為一百七十五公分，所以依然屬於肥胖體型。這位患者平時並沒有腰部或膝蓋疼痛的困擾，因此我也很煩惱是否該繼續要求他減重。

所幸最近出現了一種擬似GLP-1（或GIP）的藥物，作為治療肥胖的用藥問世了。如果這位患者將來因為骨科方面的問題而需要減重，我可能選擇以藥物治療來改善他的體重，而非效果不佳又必定會復胖的限制熱量飲食法。

不只用鹽調味，橄欖油、無鹽奶油也不錯

除了在飲食上減醣之外，我也希望大家可以盡量意識到「減鹽」。資料顯示，寬鬆的減醣可以有效改善血壓問題[78]。我認為這是改善肥胖後帶來的好處之一。不過，本身並不肥胖的我（雙親皆有家族遺傳的高血壓），在執行減醣飲食後血壓也恢復正常了。我想這應該是執行減鹽的緣故。

我平時接觸的患者中，有些人會擔心主食減量、配菜增加後，鹽分的攝取量是否也會跟著增加。如果是外食，在調味沒有改變的情況下就增加配菜分量，確實有可能會增加鹽分的攝取量。

不過，如果是自己在家烹調餐點，主食減少、配菜增加後，若維持原本的調味，很可能會覺得太鹹而吃不下去。就結果而言，我家餐點的調味就逐漸朝向減鹽的方向改變了。事實上，從前我覺得含鹽（一般的）奶油比較美味，現在卻只要吃到含鹽奶油就會覺得太鹹了。但我並不是因此才建議大家調味要淡一點。

在執行減醣飲食時，我會建議不要全都用鹽來調味，而是利用美乃滋、無鹽奶油或橄欖油襯托出食材的美味。這麼一來，就算只用一點點鹽也不會影響餐點的美味。

此外，像是麻油、辣油、鮮奶油（不可以使用有加糖的生奶油）也是不錯的選擇。反之，要是鹽加得太多，反而會難以掌握調味的均衡感。

無論男女老幼都適合的「減醣」生活！

每餐都吃蛋白質，就能長肌肉

當我們想要解決醣類疲勞、實踐減醣飲食時，並不需要將家人與自己的飲食區分開來。因為無分年齡，減醣飲食都不會帶來任何缺點，對每個人而言都是具有益處的飲食方式。請大家務必與全家人一起嘗試「減醣飲食」。

首先，我要與大家分享的是可「增肌」的減醣飲食法。

我想，應該有許多上班族就算忙碌，還是會為了健康，勉強擠出時間前往健身房鍛鍊吧！

正因為這些人有健康觀念，其中有些人肯定會努力喝高蛋白飲、控制脂質攝取，同時也控制熱量攝取吧！反之，我也聽說這樣的人在沒有鍛鍊身體的日子裡，不會特別飲用高蛋白飲（一般而言不要每天鍛鍊肌肉，肌肉合成的效率會比較好）。

在此我希望大家一定要知道，有報告指出，**光是攝取蛋白質（沒有鍛鍊肌肉也無妨），就能打開合成肌肉的開關。而且，與其偏重在某一餐攝取蛋白質，最好要每一餐都攝取，才能有效率地合成肌肉**[79]。

當然，我絕對沒有要貶低鍛鍊肌肉後補充高蛋白飲品的價值[80]，不過，即使是沒有鍛鍊肌肉的日子裡，也請大家務必要進行減醣飲食，每一餐都要確實攝取蛋白質與熱量。

對於平時沒有在鍛鍊肌肉的人而言，這個話題並非無關緊要。一般而言，如果平時沒有在鍛鍊肌肉，你的肌肉每年都會流失百分之一。因此，無論是任何人都應該鍛鍊肌肉（至少要避免每年流失）。

年輕人一餐要吃十克的蛋白質、高齡長者則需要吃二十克的蛋白質，才能開始合成肌肉[81]。從這個角度來看，年輕人就算對健身增肌沒興趣，也不需要刻意攝取大量的蛋白質；反之，忙於工作的廣大族群，則需要比年輕時攝取更多蛋白質才能幫助維持肌肉。

減醣飲食是一種控制每餐的醣類攝取量，並大量食用蛋白質及脂質的飲食方式。正在執行減醣飲食的人，蛋白質的平均攝取量應為體重乘以一・六克[82]，這是蛋白質能最有效率生成肌肉的分量[83]。如果攝取的蛋白質超過這個分量，也無法再促進肌肉合成。將蛋白質分成三餐攝取，即使是體重只有四十公斤者（一天可吃六十四克蛋白質），一餐也必須攝取超過二十克的蛋白質。換句話說，減醣飲食法可說是一種只要有進食，就能確實增加肌肉量的飲食鍛鍊法。

順帶一提，若是平時有在增肌，其蛋白質攝取量是體重乘以二到三左右（體重五十公斤，一天可吃一百至一百五十克）。

三酸甘油酯、高血壓，可透過「減醣飲食」改善

在一般健康檢查中難以察覺的醣類疲勞，即用餐後高血糖，透過減醣飲食能解決。不過事實上除了血糖問題，減醣飲食也能改善其他症狀。

只要閱讀過前文提及的代謝症候群骨牌效應，相信大家就能了解到用餐後高血糖與血糖震盪，會造成飢餓感、過度攝取熱量、肥胖、高血脂症及高血壓等。

據說每三名日本人就有一人患有高血壓；而每六名日本人就有一人患有高血脂症。不僅是用餐後高血糖，高血壓與高血脂症也沒有自覺症狀。所幸這些疾病與醣類疲勞不同，在健康檢查中一定可以檢查得出來，所以應該有很多人都是在做健康檢查後，才察覺到自己有血壓及血脂問題。（編按：三高（高血壓、高血糖及高血脂）也是台灣常見的慢性病，罹患人數眾多，不亞於日本。）

可惜的是，似乎還是有很多醫療機構對於高血脂症，是採取限制脂質攝取的方式進行治療。但也正如我再三強調的，限制脂質攝取無法帶來任何醫學上的效果[85]。請大家放心攝取油脂，進行減醣飲食吧！至少減醣飲食可降低三酸甘油脂，據經驗法則顯示，膽固醇也會下降[65]。

我先前也曾提及減鹽對血壓的重要性，經驗法則也顯示，減鹽飲食的確可讓血壓下降[65]。

除了在代謝症候群健檢（特定健檢）中，被判定為必須積極追蹤者，需要自主追蹤的人也請一定要嘗試減醣飲食，以改善身體健康。

孕婦的血糖偏高時，在飲食上要特別留意

近幾年來，女性初產平均年齡約為三十一歲。與以往相比，生產年齡提

高了不少，此外，血糖異常的孕婦也變得越來越多。

這個現象是由於懷孕中的生理情況所引起，因為懷孕時身體調整血糖的情形會產生變化。由於母體必須將能量傳遞給胎兒，但當下的身體無法像懷孕前，可快速吸收能量（葡萄糖等），而是必須透過胎盤將能量傳遞給胎兒。所以，**懷孕時期的血糖會比懷孕前更容易上升**（這種狀況稱為「胰島素阻抗性增加」）。

另一方面，若母體有高血糖現象，產下巨嬰或難產的機率就會大幅提高；若母體呈現顯著的高血糖，胎兒流產或畸形的機率也會隨之升高。正因為如此，妊娠糖尿病（即母體有高血糖症狀時，容易使母嬰發生問題）會比一般糖尿病的診斷標準更嚴格（例如空腹時血糖超過九二 mg/dl），而且無論是否患有妊娠糖尿病，在懷孕時期血糖管理目標皆為用餐前血糖在九五 mg/dl 以下、用餐一小時後在一四〇 mg/dl 以下，用餐兩小時後在一二〇 mg/dl 以下。如果是一般人，無論用餐一小時或兩小時後，上限皆為一四〇 mg/dl，因此希望大家可以了解，孕婦在管理血糖值的基準比一般人更嚴格。

母體高血糖不只是會在生產時發生，**生下來的孩子也會比一般的孩子更容易有肥胖**、**糖尿病**、**血脂異常及高血壓等問題**。

另一方面，日本目前針對母體高血糖的治療方式仍推崇熱量限制（毫無科學根據的經驗主義），但若是採用熱量限制，根本無法控制用餐後高血糖的問題。這麼一來，許多患有妊娠糖尿病的孕婦都必須藉由施打胰島素來治療，結果就是產下許多低體重兒，也就是雖然並沒有畸形，但體重過輕的嬰兒。而體重過輕的嬰兒，與高血糖孕婦所生下的巨嬰一樣，將來肥胖及糖尿病的風險都比較高[86]。

也就是說，無論是懷孕期間發生用餐後高血糖所產下的巨嬰，或是進行熱量限制而生出的低體重兒，將來患病的機率都比一般人高。

我會建議，血糖異常的孕婦不要採用減醣飲食，而要增加醣類的攝取量，一天最好攝取一百七十五克左右的醣類為佳。我之所以建議這類孕婦增加醣類攝取量，是希望避免其體內產生酮體的緣故。（編按：母體高血糖在台灣稱為妊娠糖尿病，若檢查出有此症狀，建議配合醫師指示攝取醣分及熱量，以達到預防及控制。）

雖然我先前曾提過，在一般的情況下一天攝取的醣類若不到五十克，會使身體產生酮體，但由於孕婦還必須將醣類分給胎兒，因此如果不稍微多攝取一些醣類，母體就會產生酮體。母體中的酮體會透過胎盤作為能量來源傳遞給胎兒，雖然母體中的酮體是否會對胎兒造成危害，目前仍不得而知[87]，但從前曾有論文指出，母體中的酮體濃度一旦升高，會對孩子未來的發育造成不良影響[88]。儘管有些婦產科醫師主張母體內的酮體濃度是胎兒發育所需的營養，完全不會帶來危害，不過多數婦產科醫師並不這麼認為。簡而言之，酮體究竟會不會帶來危害，是沒有人能肯定的未知數。我基於安全上的考量，**還是會建議孕婦盡量避免產生酮體為佳**。

大多數婦產科醫師並不認為酮體完全無害，這種事本來應該依據科學研究結果來做出判斷，但由於這項隨機對照試驗要以孕婦作為對象進行測試，研究者們都秉持著慎重的態度，因此關於這方面的論文數量極為稀少。

從國際上來看，對於血糖異常的孕婦及其生下來的嬰兒，並沒有明確的飲食方式能改善情況[89]。

希望大家要了解，針對用餐後有高血糖情形的孕婦，日本目前推崇的熱量限制法，並沒有任何可以證明確實有效的根據[90]，反而還會增加產下低體重兒的風險。

為什麼要避免讓孩子吃「果糖」？

嬰兒出生後，就不是從胎盤獲得養分，而是透過母乳攝取到營養。母乳中含有的醣類原本應該主要由乳糖（葡萄糖與半乳糖結合而成的醣類）所組成，但母體若喝下太多果汁，果糖也會進入母乳當中。

雖然原因尚不得而知，但有資料指出，比起母體血液中的果糖濃度，母乳中的果糖濃度會更高[92]，就等同於提供給嬰兒高濃度的果糖。

從下一頁的表格中，可看出嬰兒的身體組成與母乳營養素的關聯性。乳糖是最能夠促進身體發育（肌肉與內臟的合成）的營養成分，而果糖卻只會增加體脂肪，葡萄糖則是接近兩者的中間。

即便開始吃副食品後，也還有將近十年的時間，孩子的飲食是由父母親及周遭的大人所供給，**而果糖是會上癮的，若孩子從小就對果糖上癮，即使長大後也難以戒除**[3]。

如果孩子並不肥胖，一般而言並不會考慮讓孩子進行包含減醣飲食等飲食限制，但請大家要給果糖之前務必謹慎再謹慎。

孩子的健康完全受到父母與周遭大人的知識、社會環境所影響。有研究報告指出，幼兒時期的肥胖與成年後的肥胖有直接關係[94][95]。

母乳的營養成分，對嬰兒的體型帶來極大的影響

※ 下表中的數字為「標準化回歸係數」（即一個變項對另一變項的影響力大小）。
※ 數字越大，代表造成的影響也越大。

體格指標	母乳的營養成分	影響程度
身高	果糖	0
	乳糖	-1
	葡萄糖	0
體重	果糖	257
	乳糖	26
	葡萄糖	-1
肌肉量（除脂肪量）	果糖	170
	乳糖	224
	葡萄糖	-2
體脂肪量	果糖	131
	乳糖	-32
	葡萄糖	0

資料來源：出自 Nutrients 2017; 9; 146 的第三欄

前文介紹的代謝症候群骨牌效應，並不只是有代謝症候群的成人需留意。比起以往，現在也有越來越多孩子罹患第二型糖尿病。在目前醣類、尤其是果糖過多的飲食生活中，「減醣飲食」對孩子而言雖然不是當務之急，但至少也能對孩子的健康有正面幫助。

吃太多醣會提高失智風險，甚至使「骨質」變差

在現今社會，眾人都在提倡健康壽命的重要性。所謂的健康壽命，指的是日常生活不受健康問題所限制的期間，在二〇一九年，男性的平均健康壽命為七十二・七歲、女性的平均健康壽命為七十五・四歲，而同樣二〇一九年，男性的平均壽命為八十一・四歲、女性的平均壽命則為八十七・五歲。換句話說，雖然性命無虞，但男性會有九年、女性會有長達十二年都處於因健康問題

使日常生活受限的狀態（或許說成臥病在床大家會比較容易理解）。

而人們之所以會變得臥病在床（需要照護的狀態），前五大原因是腦中風、失智症、衰弱、骨折、關節疾病。

其中，屬於最重大原因的腦中風，是代謝症候群骨牌效應中的大血管病變之一；而第二名的失智症則是代謝症候群骨牌效應的最終階段。

失智症的定義為「曾經能發揮正常表現的認知功能，因某些原因而長期低落，對生活造成障礙的狀態」，而「某些原因」正是會造成腦細胞死亡的阿茲海默症、路易氏體失智症、腦中風等疾病。

這些疾病與用餐後血糖劇烈上升再下降的血糖震盪，有著密不可分的關聯性[96]。

在這些會造成腦細胞死亡的疾病中，**阿茲海默症就占了約七成的失智症原因。相較之下，血糖異常者罹患阿茲海默症的風險，是血糖正常者的一．六倍之高**[97]。

若要深入探究原因，應該是因為用餐後高血糖及肥胖所引起的胰島素功能下降所致。

阿茲海默症會在大腦中累積一種名為β型澱粉樣蛋白的物質，造成腦細胞死亡。若要消除多餘的β型澱粉樣蛋白，就必須利用「胰島素降解酶」來分解β型澱粉樣蛋白，但當高血糖成為常態後，胰島素降解酶就必須忙著處理胰島素，無法顧及分解β型澱粉樣蛋白的工作。因此，高血糖也會使罹患阿茲海默症的風險上升[98]。

不僅如此，發生血糖震盪後會產生大量的氧化壓力，進而傷害血管，因此若是血糖震盪反覆發生，「受傷↔修復」的狀況就會反覆出現，促使動脈硬化，很可能引起腦梗塞等腦細胞死亡的疾病[25]。有研究報告指出，若血糖值上下波動劇烈（＝血糖震盪劇烈），與失智症也有關聯（血糖值上下波動越劇烈、認知功能分數越低）[96]。在這份研究中發現，不論阿茲海默症或其他血管性失智症，這些疾病的機制都會對大腦造成負擔。

另一方面，為了確保中高齡長者擁有良好的生活品質，最重要的就是「預防走路不穩、跌倒與骨折」。因為一旦肌肉骨骼系統受到損傷，不僅會使生活自理能力下降，甚至還會讓壽命告終，這樣的案例屢見不鮮。

我們除了必須維持肌肉量、肌力與骨質之外，也必須預防血糖異常。**因為糖化壓力會使骨骼構造中的膠原蛋白（蛋白質）變性，讓「骨質」變得脆弱，稍微遭受衝擊就容易斷裂**。

骨質強度是由鈣質沉澱量（骨質密度）與膠原蛋白的品質（骨質）所決定，兩者缺一不可。

以鋼筋水泥架構的建築物為例，膠原蛋白就是組成骨骼的鋼筋、而鈣質沉澱就如同是水泥。當組成骨骼的膠原蛋白因糖化反應而變脆弱時，骨骼的整體構造就會變得脆弱不堪。然而，骨質密度檢查卻只能檢查出鈣質沉澱量而已。有些糖尿病患者雖然骨質密度不算差，卻很容易骨折，就是因為如此。

隨著年齡增長，運動功能會是更重要的健康資產。想要維持、增強自己的運動功能，就必須透過平日的飲食來預防高血糖。

高血糖及肥胖，是「免疫力降低」的原因

可能是受到新冠肺炎疫情的影響，最近在各種健康資訊上都會看到「提升免疫力」、「加強免疫」等字樣。但是，從醫學的角度來看，「提升免疫力」這件事本身就令人疑惑。

追根究柢，人類在出生的階段就已經具備完善的免疫力，是一種「面臨緊要關頭才會發揮作用」的能力。必須避免受到某些原因影響導致免疫力無法發揮功效，一旦能力下滑就必須接受治療。

反之，當免疫系統過度反應時，也可能引發自體免疫性疾病與過敏性疾病，平時必須積極預防，一旦發生就必須接受治療。平時最好避免產生不必要

的免疫反應；而人體所需的免疫反應則必須在恰當的時機發揮作用，並在恰當的時機停止作用，這才是「完善的免疫力」應有的樣貌。

所以，「提升免疫力」、「加強免疫」的目的究竟是希望身體處於何種狀態，我實在是不得而知。

基於這樣的觀點，我認為避免血糖值上升的飲食方式——也就是減醣飲食，具有阻止免疫力下滑的效果。為什麼呢？因為當血糖穩定在正常範圍時，就是身體最適合讓負責免疫的細胞（如白血球）發揮作用的環境。

有假說指出，**若人體處於高血糖或肥胖狀態，身體裡負責抑制多餘免疫反應的免疫檢查點就不會出現**[99]。這麼一來，人體防禦中樞（白血球）就會停止對抗細菌與病毒。

當新冠肺炎（COVID-19）在全球肆虐時，有研究報告指出，糖尿病患者雖然感染新冠肺炎的機率和一般人無異，但重症化的機率卻高出許多[100]。之所以機率較高的原因，也與前文所述的機制有關。

正因如此，為了維持免疫力，我們必須「預防高血糖」，執行減醣飲食。

改吃減醣飲食，也能改善腸道菌

最後，我想再稍微補充關於現今最流行的腸道菌議題（尚為假說的階段而已）。

有個研究以腸道菌與基因多樣性為基礎，預測每個人用餐後血糖值的波動，並研發出程式以便給予每個人各自適合的飲食指導[101]。結果雖然研發出非常優異的程式（由有經驗的營養師指導），不過，藉由這個研究我們可以得知，**引起用餐後高血糖的飲食**，**會使腸道內的壞菌增加**；**不會引起用餐後高血糖的飲食**，**則會使好菌增加**。

一般主流的認知都是培養腸道內的好菌，就能為身體帶來健康；事實上，只要採用不會引起用餐後高血糖的飲食方式，也就是我所提倡的減醣飲食，便可改善腸道內的菌群。

Chapter 4

你累了嗎？一起來檢測是否吃太多醣吧！

先了解自己「用餐後的血糖值」吧！

挑選適合的血糖儀，輕鬆測量用餐後血糖值

在本章中，我將告訴大家管理血糖值的具體方式，藉此改善醣類疲勞，並預防代謝症候群的骨牌效應。

首先，管理血糖值最重要的就是掌握自己的「用餐後血糖值」，依據血糖值重新檢視飲食，進一步管理飲食內容，這是最具體且合理的作法。不過，我要先提醒大家，在健康檢查時測量的「空腹血糖」，與我所說的用餐後血糖值，完全是截然不同的兩回事。

用餐後的血糖值，有好幾種方法可以測量。

首先，每個人都可以在具有醫療器材商資格的藥局或藥妝店，購入居家型的血糖測量儀。目前這個時代，血糖測量儀廠商不只是針對糖尿病患者推出適合的儀器，當然也投入研發新產品，來促進一般人的健康、幫助專業運動員提升運動表現等。

現在每一款血糖測量儀的精準度都很優秀，品質方面幾乎沒有優劣之分。一般的血糖測量儀定價約為一萬日圓左右（編按：台灣的血糖機從一千多元到兩三千元不等，讀者可依需求選購），有些血糖儀價格比較便宜，但不代表測量精準度較差，只是血糖值的記錄次數（保留前幾次測量結果的歷史紀錄）比較少而已。從這個角度來看，其實便宜的血糖測量儀就很夠用了。

此外，無論哪一台測量儀都需要從指尖採一滴血液進行檢測，由於一滴血液量（如同剛買的原子筆沾附在筆蓋上的墨跡量）非常少，採血時並不會很痛，請大家可以放心。

最近也推出了新型的血糖測量儀，不需要每一次都採血也能測量血糖值，稱之為連續血糖監測儀（CGM）。

連續血糖監測儀並不是直接檢測血液中的葡萄糖濃度，而是持續監測皮膚下組織液的葡萄糖狀態。由於血糖值與組織液當中的葡萄糖濃度有著密切關聯，因此連續血糖監測儀可以從組織液當中的葡萄糖濃度來推測血糖，顯示出血糖值。

以往除了必須在皮膚（手臂或腹部）注入感應器之外，還需要顯示器來顯示血糖值，不過最近已經可以使用智慧型手機下載應用程式，直接在手機上讀取數值。不僅如此，還可以設定在偵測到高血糖或低血糖時開啟鬧鐘功能，因此，對於醣類疲勞、甚至是有反應性低血糖者，連續血糖監測儀堪稱是劃時代的輔助儀器。

依據機種不同，可能需要在一週或兩週內替換血糖感應器，不過其實並不需要一直配戴著連續血糖監測儀，只要掌握自己吃了什麼餐點後會產生血糖震盪、什麼樣的飲食可以控制血糖起伏，就不需要繼續配戴，按照正確的飲食方針用餐即可。如此一來，只要每隔幾個月配戴一次連續血糖監測儀即可。

另一方面，我想應該也會有些人並不願意特地購買血糖監測儀。既然如此，前往藥局測量血糖也很方便。每次的費用約為五百日圓左右，不會造成太大的負擔。接下來，我就要告訴大家該如何利用這項服務。（編按：日本僅有附檢體測量的店面提供測血糖服務，台灣目前尚無此服務，讀者若有需要測血糖，除了利用血糖儀外，也可透過抽血確認數據。）

STEP 1 找一間可以在用餐一小時後「測量血糖值」的藥局

找一間住家附近設有「檢體測量室」的藥局，為預防萬一，請向店員確認可以測量血糖的日期與時間。

STEP 2 午餐吃兩個三角飯糰與一瓶蔬菜汁

測量用餐後血糖值的當天，午餐請吃兩個三角飯糰及一瓶蔬菜汁。飯糰餡料不拘，不過，若能選擇「梅子」、「鰹魚片」、「昆布」等脂質與蛋白質含量較少的餡料，會比較容易掌握血糖值的真實變動。

STEP 3 從吃下第一口開始計算一小時後測量血糖

前往藥局，請藥局人員幫忙測量「吃下第一口的一小時後」的血液中血糖值。

從用餐後血糖值與體重（腰圍），找出適合的減醣類型

若用餐後血糖值在一四〇 mg/dl 以上，就請仔細閱讀下文，找出自己的分類。

如果用餐後血糖值在二〇〇 mg/dl 以上，就符合糖尿病的診斷標準，請務必前往附近的醫療機構就診。萬一在醫療機構接受精密檢查後，醫師表示：「現階段還不需要特別治療。」就請將這句話解釋為「現在必須開始執行減醣飲食，只是尚不需要接受藥物治療」。

我接下來要說的分類概念，並不存在於目前的教科書上。我將從二十歲之後的體重變化（若二十歲左右就鍛鍊出壯碩的肌肉，則可以用腰圍變化），來推估會影響用餐後高血糖的胰島素分泌多寡，並思考相對應的解決方式，這就是本書要提倡的全新概念。

雖然以往都是以ＢＭＩ（身體質量指數＝體重÷身高÷身高，身高需以公尺為單位進行計算）作為體重的指標參考，但事實上要藉由ＢＭＩ評估出每個人的適當體重非常困難。

過去大家都說ＢＭＩ的最佳值為二十二，但當我確認原本的數據時，發現其實從十八・五到二十五都算是適合範圍，標準非常寬鬆。而且，在糖尿病患者中，ＢＭＩ未達十八・五者，死亡率較高，而ＢＭＩ未滿二十五及二十五以上的人，死亡率則沒有差異。事實上，在二十歲時擁有壯碩肌肉者，若是因為肌肉量減少而體重變輕，也根本稱不上是健康。另一方面，過了二十歲之後，要藉由鍛鍊肌肉而增加體重，是一件相當困難的事。因此，二十歲後的體重變化，基本上可以視為體脂肪增加的趨勢。此外，有些人也可能是因為肌肉量下滑而導致體脂肪增加，如果是這樣的情況，不妨以「腰圍」作為基準，評估自己屬於哪一種類型。

請大家確認自己的用餐後血糖值與體重（或腰圍），是屬於下列四種類型

（A至D）中的哪一種。請參考下一頁的各類型說明，嘗試減糖飲食，預防並解決醣類疲勞，讓自己更健康。

類型A

用餐後血糖值未滿一四〇 mg/dl ＆ 體重（或腰圍）比二十歲時增加三公斤（或三公分）以內。

類型B

用餐後血糖值未滿一四〇 mg/dl ＆ 體重（或腰圍）比二十歲時增加三公斤（或三公分）以上。

類型C

用餐後血糖值在一四〇 mg/dl 以上 ＆ 體重（或腰圍）比二十歲時增加

三公斤（或三公分）以內。

類型D

用餐後血糖值在一四〇mg/dl以上＆體重（或腰圍）比二十歲時增加三公斤（或三公分）以上。

根據自己的類型，了解該如何減醣

類型A

用餐後血糖值未滿一四〇mg/dl＆體重（或腰圍）比二十歲時增加三公斤（或三公分）以內。

請好好維持現狀！

◎用餐後血糖值正常

◎沒有血糖震盪的危險

◎實踐減醣飲食的首要目標：維持並促進健康

屬於A類型者，現階段似乎並不太需要擔心血糖異常與代謝症候群的問題。不過，若平時會產生疲勞感，應該是其他原因所致。請重新檢視自己的睡眠時間、加班時間與工作壓力等是否正常。

減醣飲食是一種能讓生活變得更有樂趣，且能打造出健康基礎的飲食方式。請多花點心思，用心留意每天的飲食，無論是現在或未來都要過得開心。

類型 B

用餐後血糖值未滿一四〇mg/dl & 體重（或腰圍）比二十歲時增加三公斤（或三公分）以上。

請以吃飽飽的方式減重！

◎用餐後血糖值正常
◎沒有血糖震盪的危險，但胰島素分泌正在增加中
◎實踐減醣飲食的首要目標：預防肥胖

以某種層面來看，B類型可說是歐美人的代表類型。因為身體具備良好

的胰島素分泌能力，攝取醣類後能充分吸收，所以不會出現用餐後高血糖的症狀。雖然現階段身體不會立刻出現血糖異常的情形，但這類型者卻很有可能在沒有用餐後高血糖的情形下變得肥胖，並因為代謝症候群而引起動脈硬化，推倒一連串的疾病骨牌。

如果用餐後會感到疲勞，實際上也可能已經有醣類疲勞的問題。

即使攝取同樣的醣分，從哪些食品中攝取會造成血糖上升的醣類、如何上升也因人而異。有些人吃三角飯糰後血糖並不會上升至一四〇 mg/dl，但吃了三明治後血糖卻會超過一四〇 mg/dl，這也是很有可能發生的情況。

若是吃下三明治後，血糖依然維持在一四〇 mg/dl 以下，那疲勞感則可能是睡眠、加班時間或工作上的壓力所引起，不妨重新檢視自己的生活。

另一方面，若能充分攝取蛋白質與脂質，促使飽食中樞發揮功效，除了可預防暴飲暴食，也能同時提升代謝。趁現在改變飲食生活，採用減醣飲食，便能在預防肥胖的同時，找回二十歲左右的體型。

類型C

用餐後血糖值在一四〇mg/dl以上＆體重（或腰圍）比二十歲時增加三公斤（或三公分）以內。

以「大量的油脂」補充能量！

◎有用餐後高血糖的狀況

◎胰島素分泌能力較低

◎實踐減醣飲食的首要目標：以脂質為主，確實補充足夠的能量

C類型可說是典型的日本人類型，尤其是熱愛慢跑、平時習慣喝運動飲

料的人，特別容易醣類疲勞。

這類型的人即使體型偏瘦、外表看起來相當健康，卻有用餐後高血糖的情形，當醣類疲勞發生時會有所自覺。非常遺憾的是，這類型的人由於胰島素分泌能力弱（分泌較慢或分泌不足），先天體質就很難控管血糖。如果你是屬於此類型，應該立刻開始進行減醣飲食，調整飲食習慣，攝取身體所需的營養，避免發生用餐後高血糖。

我認為，這類型的人若能將每餐的醣分壓低在二十克左右，便可解決醣類疲勞，改善全身的健康。

只不過，在減少攝取醣類的同時，一定要強烈意識到必須多吃蛋白質，及比蛋白質更能抑止血糖上升的脂質。攝取充足的蛋白質（尤其是乳清蛋白）與脂質，也能促進胰島素分泌。不妨在料理或沙拉淋上「大量」新鮮橄欖油或芝麻油，千萬不要吝惜用量。請大家記住，「不怕吃油脂」才是邁向健康的捷徑。

由於減醣飲食的醣類攝取量較低，更必須增加脂質的攝取量，才能保證有吃到充足的能量來源。如果沒有增加脂質攝取量，好不容易吃進身體裡的蛋白質就會被當作能量來源消耗，讓身為能量代謝核心的肌肉也跟著變衰弱。請大家攝取充足的熱量，以提升身體的代謝，朝著健康前進。

類型D

用餐後血糖值在一四〇mg/dl以上&體重（或腰圍）比二十歲時增加三公斤（或三公分）以上。

利用「美乃滋炸雞&威士忌蘇打」來瘦身！

◎有用餐後高血糖的狀況

◎保持胰島素分泌

◎實踐減醣飲食的首要目標：使飽食中樞正常化

D類型的人雖然保有胰島素的分泌能力，但平時很可能攝取了超出胰島素能負荷的醣分。多餘攝取的醣分會轉變為脂肪，並囤積於腹部周圍，使體重增加。若長期維持高醣飲食，特別是攝取太多果糖（砂糖與高果糖糖漿），飽食中樞的設定點就會變高（和原本攝取一樣的熱量，卻無法感到飽足），因此很容易飲食過量，導致變胖。

不過，只要改為減醣飲食，就容易達到顯著功效（指D類型的人）。一旦採行寬鬆的醣類限制使飽食中樞正常化，就能自然而然瘦下來。

特別是大量攝取蛋白質後，能帶來強烈的飽足感，並維持很長一段時間，因此不容易飲食過量。這類型的人只要每天都親身體會飽足感，便能邁向理想體重，達到「二十歲」時的體型。

減醣飲食可避免血糖異常，還能預防代謝症候群及相關疾病。這類型的人最大的優勢就在於「可輕易達到理想的瘦身效果」，也有助於維持動力。請在享受飲食的同時，找回健康的身體吧！

結語

正確的飲食控制，才能促進健康

非常感謝大家閱讀到最後。

我身為糖尿病專科醫師，在行醫生涯中接觸過許多糖尿病患者。在開始專攻糖尿病後的幾年內，我察覺到一件事，那就是糖尿病的飲食療法基本上都是「不要吃〇〇」、「避免吃〇〇」，而這些飲食上的限制很顯然會使患者的生活品質日漸低落。

但我認為，「只要這樣做就可以吃」、「換個方式就可以享受食物的美味」等以患者為本的治療法，才算是真正的醫療，因此我開始致力於推動相關的治療方式。許多企業也對我推動的治療方式有所共鳴，因此努力提供了許多相關商品，打造出適合執行減醣飲食的環境。

在前往這些企業舉辦講座時，我發覺這些充滿理想、健康意識特別高的企業中，有非常多員工（至少超過半數）雖然在健康檢查中沒有異狀，卻都有用餐後高血糖的問題。

不僅如此，其中血糖特別高的人基本上都屬於偏瘦體型，平時有慢跑等運動習慣，以高醣飲食為主。後來，我又有機會認識一些專業運動員，我發覺就連運動員們也都有用餐後高血糖的問題，而且很可能是因為用餐後高血糖的緣故，他們用餐後會產生疲勞、倦怠感，且明顯感覺到運動表現下滑。

雖然我以前曾出版好幾本著作，但這本書與以往不同的地方在於，以前的著作都是專為想要治療某些疾病的患者所寫，但這本書是寫給平時非常注重健康，卻被過往錯誤營養學概念誤導，反而影響健康及日常表現的人。

請大家務必要擺脫老舊營養學的「錯誤常識」，了解現在最新的營養學概念，才能發揮表現到極致，同時預防疾病。相信這本書裡的知識應該也能幫助全家人（孩子、配偶及父母等），促進健康、預防疾病，甚至是改善疾病。我也希望未來能進一步降低整個社會所需的醫療費用。

由衷期盼大家可以參考這本書，一起成就更美好的自己、家庭及社會。

山田悟

參考文獻

Chapter 1

1. Obesity (Silver Spring) 2024; 32(1): 12-22
2. J Clin Invest 2016; 126(11): 4372-4386
3. Fat Chance: Beating the odds against sugar, processed food, obesity, and disease. Robert H. Lustig (2012)
4. Diabetes 2016; 65(12): 3521-3528
5. Trends Neurosci 2022; 45(6): 471-482
6. Diabetes Care 2015; 38(10): 1820-1826
7. Diabetes Care 1999; 22(10): 1747-1748
8. Diabetes 2008; 57(10): 2661-2665
9. Am J Clin Nutr 2023; 118: 209-217
10. JAMA 2014; 312(23): 2531-2541
11. Br J Nutr 2014; 111(9): 1632-1640
12. Diabet Med 2013; 30(3): 370-372
13. Diabetologia 2016; 59(3): 453-461
14. BMJ Open Diabetes Res Care 2022; 10(3): e002820
15. J Am Coll Nutr 2009; 28(3): 286-295
16. JAMA 2012; 307(24): 2627-2634
17. BMJ Open Diabetes Res Care 2017; 5(1): e000440
18. Nutrients 2017; 9(2): 146
19. Am J Clin Nutr 2004; 79(4): 537-543
20. Glob Public Health 2013; 8(1): 55-64
21. Front Neurosci 2021; 15: 669410
22. 糖尿病 1996; 39(6): 431-437
23. Cell 2015; 163(5): 1079-1094
24. Anti-Aging Medicine 2011; 8(3): 23-29
25. JAMA 2006; 295(14): 1681-1687
26. Am Psychol 2007; 62(3): 220-233
27. Nutr Rev 2009; 67(5): 249-254
28. J Appl Physiol 2001; 91(1): 115-122
29. Acta Physiol Scand 1967; 71(2): 140-150
30. J Appl Physiol 1986; 61(1): 165-172
31. Metabolism 2016; 65(3): 100-110
32. Eur J Appl Physiol 2003; 88(4-5): 453-458
33. Sports Med 2014; 44 (Suppl 1): S25-S33

34. Diabetes Care 2000; 23(5): 710-712
35. Diabetes Res Clin Pract 2004; 66(Suppl 1): S37-S43
36. Br J Sports Med 2021; 55(4): 206-212
37. J Sci Med Sport 2010; 13(4): 410-416
38. Breenfield B. The Low Carb Athlete (2015)

Chapter 2

39. Diabetes Care 2013; 36(11): 3821-3842
40. Diabetes Care 2019; 42(5): 731-745
41. Adv Nutr 2018; 9(4): 404-418
42. Food Nutr Res 2013; 57: 21245
43. BMJ 2013; 346: e8707
44. BMJ 2016; 353: i1246
45. TIME 123 卷 13 號（1984 年 3 月 26 日）
46. Diabetes 1971; 20(9): 633-634
47. Diabetes Care 2006; 29(9): 2140-2157
48. JAMA 2017; 317(24): 2515-2523
49. JAMA Intern Med 2018; 178(8): 1098-1103
50. Lancet 2010; 375(9710): 181-183
51. 日本臨床 2003; 61(10): 1837-1843
52. J Diabetes Investig 2015; 6(3): 289-294
53. 糖尿病 2013; 56(7): 409-412

Chapter 3

54. Lancet Diabetes Endocrinol 2017; 5(12): 951-964
55. Am J Clin Nutr 2006; 83(5): 1055-1061
56. J Gerontol A Biol Sci Med Sci 2010; 65(1): 63-70
57. Circulation 1970; 41(4 Suppl): I162-I183
58. N Engl J Med 2008; 359(3): 229-241
59. J Clin Endocrinol Metab 2009; 94(11): 4463-4471
60. JAMA 2006; 295(6): 655-666
61. Am J Clin Nutr 2017; 106(1): 35-43
62. Am J Clin Nutr 2011; 94(1): 75-85
63. TIME 183 卷 24 號（2014 年 6 月 23 日）
64. Eur Heart J 2013; 34(16): 1225-1232
65. Nutrients 2018; 10(5): 528
66. Lancet 1994; 344(8934): 1383-1389

67. N Engl J Med 2006; 355(6): 549-559
68. J Nutr 2008; 138(2): 272-276
69. Diabetes Care 2018; 41(5): e76-e77
70. Eur J Clin Nutr 1999; 53(suppl 1): S177-S178
71. Dietary Reference Intakes Institute of Medicine of the National Academies. (2005)
72. Intern Med 2017; 56(19): 2671-2675
73. J Neurol 2014; 261(3): 589-599
74. Am J Clin Nutr 2007; 85(6): 1545-1551
75. WHO guideline. Use of non-sugar sweeteners. (2023)
76. IARC(International Agency for Research on Cancer) and JECFA (Joint FAO/WHO Expert Committee on Food Additives). Summary of findings of the evaluation of aspartame at the IARC Monographs Programme (2023)
77. Regul Toxicol Pharmacol 1993; 17(1): 35-43
78. Obes Rev 2012; 13(11): 1048-1066
79. J Nutr 2014; 144(6): 876-880
80. Cell Rep Med 2023; 4(12): 101324
81. Exerc Sport Sci Rev 2013; 41(3): 169-173
82. Intern Med 2014; 53(1): 13-19
83. Br J Sports Med 2018; 52(6): 376-384
84. Med Sci Sport Exerc 2019; 51(4): 798-804
85. JAMA 2015; 313(24): 2421-2422
86. JAMA 2017; 317(21): 2207-2225
87. Diabetes Care 2021; 44(1): 280-289
88. N Engl J Med 1991; 325(13): 911-916
89. Nutr Rev 2021; 79(9): 988-1021
90. J Clin Endocrinol Metab 2017; 102(3): 903-913
91. Cell Metab 2019; 29(2): 231-233
92. Nutrients 2018; 10(6): 669
93. Nutrients 2017; 9(2): 146
94. Int J Obes Relat Metab Disord 2002; 26(6): 770-777
95. Nat Rev Endocrinol 2013; 9(8): 494-500
96. Diabetes Care 2010; 33(10): 2169-2174
97. J Alzheimers Dis 2009; 16(4): 677-685
98. Diabetes Metab Res Rev 2013 Jul 18. Doi:10.1002/dmrr.2442
99. Biology (Basel) 2021; 10(3): 217
100. Diabetes Metab Syndr 2020; 14(4): 395-403
101. Cell 2015; 163(5): 1079-1094

健康力

控醣：真正改善疾病的飲食法，血糖不失控，還能瘦8公斤！

2025年4月初版　　定價：新臺幣360元
有著作權・翻印必究
Printed in Taiwan.

著者　山田悟
譯者　林慧雯
副總編輯　陳永芬
校對　陳佩伶
內文排版　葉若蒂
封面設計　張天薪

出版者　聯經出版事業股份有限公司
地址　新北市汐止區大同路一段369號1樓
叢書主編電話　(02)86925588轉5306
台北聯經書房　台北市新生南路三段94號
電話　(02)23620308
郵政劃撥帳戶第0100559-3號
郵撥電話　(02)23620308
印刷者　文聯彩色製版印刷有限公司
總經銷　聯合發行股份有限公司
發行所　新北市新店區寶橋路235巷6弄6號2樓
電話　(02)29178022

編務總監　陳逸華
副總經理　王聰威
總經理　陳芝宇
社長　羅國俊
發行人　林載爵

行政院新聞局出版事業登記證局版臺業字第0130號

本書如有缺頁，破損，倒裝請寄回台北聯經書房更換。　ISBN 978-957-08-7617-8 (平裝)
聯經網址：www.linkingbooks.com.tw
電子信箱：linking@udngroup.com

國家圖書館出版品預行編目資料

控醣：真正改善疾病的飲食法，血糖不失控，還能瘦8公斤！/
山田悟著．林慧雯譯．初版．新北市．聯經．2025年4月．204面．
14.8×21公分（健康力）
譯自：糖質疲労

ISBN　978-957-08-7617-8（平裝）

1.CST：健康飲食

411.3　　114001581